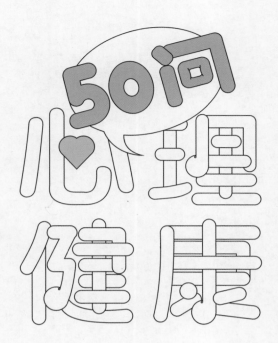

50问 心理健康

邱昌建　郑耀宗　张林　著

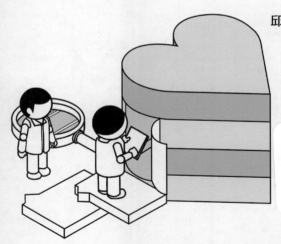

U0334826

成都时代出版社
CHENGDU TIMES PRESS

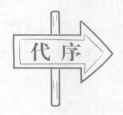

　　没有心理健康就谈不上身体的全面健康。据统计，我国成年人精神障碍终生患病率为 16.6％，排在第一位、第二位的分别为焦虑障碍、心境障碍；《中国国民心理健康发展报告（2019~2020）》显示，我国 24.6％的青少年抑郁，其中重度抑郁的比例为 7.4％。然而社会偏见、歧视仍广泛存在，讳疾忌医者多，科学就医者少。

　　健康的第一责任人是自己，心理健康的第一责任人也是自己。"人民日益增长的美好生活需要和不平衡不充分的发展之间的矛盾"已成为我国社会的主要矛盾。各种各样的精神心理学教材、专著，精神障碍防治指南，及有限的精神心理卫生服务资源，难以满足广大人民的需求，只有加强精神心理健康知识的科普，帮助人们了解常见精神心理、行为问题的特征与处理常识，才能使人们更好地成为自己心理健康的责任人。

　　对精神心理健康类知识的科普势在必行。党的二十大报告强调要"重视心理健康和精神卫生"，2018 年 11 月国家卫生健康委、中央政法委、中宣部等 10 部门联合印发了《全国社会心理服务体系建设试点工作方案》，提出要加强全民健康意识，健全心理健康科普宣传网络，显著提高城市、农村普通人群心理健康核心知识知晓率。《中国公民健康素养 66 条》《"健康中国 2030"规划纲要》《关于加强心理健康服务的指导意见》《健康中国行动（2019—2030 年）》等都强调健康优先，要把健康摆在优先发展的战略地位，迅速普及健康理念、健康生活方式就成了重要手段。

　　作为一名工作了二十多年的资深精神心理专业医师，笔者深知宣传精神心理卫生知识的重要性；作为四川大学华西医院心理卫生中心的支部书记兼副主任，以及四川省预防医学会行为与健康分会主任委员，更感责任重大。为贯彻落实党的二十大精神，以习近平新时代中国特色社会主义思想为指导，本着科普性、实用性、启发性的原则，以案为例，或专家点评，或患者口述等多种形式，意在面向全社会弘扬精神心理科学精神、传播精神心理科学思想、普及精神心理科学知识、倡导精神心理健康科学方法，推动"全疾病周期"的预防治疗康复理念向"全生命周期"的预防治疗康复理念转变，建立"家庭—学校／单位／社区—医院"的全方位、全社会关注体系，突出家人、个体的主体意识，坚持预防为主，传播精神心理行为问题"早发现、早诊断、早治

疗、早康复"的"四早"理念。为此，四川大学华西医院心理卫
生中心、四川省预防医学会行为与健康分会联手成都时代出版社
打造"萤火虫心理健康科普丛书"，希望能为加快实施"健康中
国"战略，促进公民身心健康，维护社会和谐稳定尽自己的一份
力量。

邱昌建

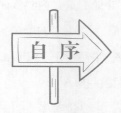

随着社会的快速发展，我们已从农业文明进化到工业文明，我们建设出无数高楼、桥梁、电站、铁路，却很难有时间建设自己的内心世界。许多人问我，心理问题到底是什么问题？我想应该是个关于"秩序"的问题，当我们内心的"秩序"被破坏，必然出现心理问题。

当前青少年心理问题十分严峻，花季少年因心理问题选择轻生的新闻和话题层出不穷，引发全社会关注。"青春期"是一个人成长过程中极为特殊的时期，青少年好奇心重，敏感、脆弱，性生理开始发育，为了适应成长，他们有意识地建设内心秩序。

"青春期"是个很美好的词，对一部分孩子来说却象征着痛苦，因为他们在建设内心秩序的过程中出现了问题，却没办法独立解决，甚至因内心秩序的混乱而无所适从。有些孩子无法解释自己的痛苦，无法纾解人生的困惑，最终走向极端。

　　我们会通过这本书，用科学的方式告诉孩子们，那些问题并非无解，我们会用专业的知识缓解他们的痛苦，告诉他们问题出在哪儿，为他们提供一个明确的解释，引导他们重建内心秩序，并且要让他们知道，无论发生什么，我们都站在他们身边。

　　本着以上原则，我们把本书内容分为两个部分。第一部分是"评估篇"，主要以案例的形式为家长提供孩子出现心理问题时的一些线索和迹象，读者需要注意的是，不是说孩子有以上情况就一定有了心理问题，而是若发现孩子有了类似状况，家长需要意识到孩子可能出现了心理问题。这个部分是根据临床中评估焦虑和抑郁症状严重程度的标准量表改编而来的，从情绪表现、行为与思维特征、躯体症状三个方面入手，方便家长理解其中内容，从而发现孩子可能出现的心理问题。如果"评估篇"里提到的很多问题在孩子身上都有体现，家长就要提高警惕了，这说明孩子出现心理问题的可能性很大，就需要主动寻求专业心理工作者的帮助。

　　第二部分是"问答篇"，我们针对青少年常见的50个心理问题，给出了一定的解释和心理调整措施。每个问题都相对独立，彼此间没有关联，家长可以有针对性地阅读，希望有所帮助。

　　总的来说，第一部分解决了"是什么"的问题，第二部分解决了"为什么"和"怎么办"的问题。特此感谢四川大学华西医院心理卫生中心支部书记兼副主任邱昌建对此书的指导，成都时代出版社对"萤火虫心理健康科普丛书"的大力支持。希望我与作家张无花、编辑张旭、插画师谢岚清反复打磨出的这本心理科普读物能帮助更多孩子走出成长的困境,有足够勇气面对未来的人生。每个人的成长都会遭遇许多莫名的风暴,只要我们建设好内心的秩序,变得足够强大,风雨过后终能见彩虹。

记得小说《麦田里的守望者》里有一段话:"不管怎样,我老是在想象,有那么一群小孩子在一大块麦田里做游戏。几千几万个小孩子,附近没有一个人——没有一个大人,我是说——除了我。我呢,就在那混账的悬崖边。我的职务是在那儿守望,要是有哪个孩子往悬崖边奔来,我就把他捉住——我是说孩子们都在狂奔,也不知道自己是在往哪儿跑。我得从什么地方出来,把他们捉住。我整天就干这样的事。我只想当个麦田里的守望者。我知道这有点异想天开,可我真正喜欢干的就是这个。"

希望我们和万千父母一样,成为那个"麦田里的守望者",站在混账的悬崖边,捉住任何一个往悬崖边奔跑的孩子,把他们送回那片充满快乐的麦田!

只盼所有青春都无价,任何苦痛都有解!

郑耀宗

目 录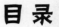

Contents

第一篇　评估篇

第二篇　问答篇

第一篇

评估篇

一、情绪表现

No.1

孩子总是 焦虑 担心，
怕会有不好的事情发生

"妈妈，为什么张三、李四他们突然都不理我？甚至没人愿意跟我说话，我做错了什么吗？"

"妈妈，为什么班里一有人找不到作业本，我就觉得有怀疑的目光注视我，好奇怪的感觉。"

"妈妈，我又有预感，明天数学考试我的附加题得全军覆没。语文的阅读理解我也没把握，我要是写不完作文该怎么办！英语一开始放听力部分，我就紧张得想上厕所。怎么办?！ 怎么办?！ 怎么办?！"

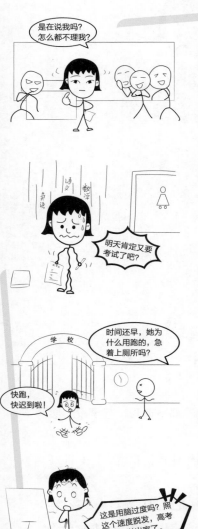

"妈妈，我没日没夜地学习，可这成绩掉下来就是上不去了，我把能用的方法都用上了，这次月考成绩的排名还是不理想，周老师肯定会越来越讨厌我，我该怎么办?!"

"妈妈，我喘不上气，你看，我使劲深呼吸了，但还是喘不上气，我是不是快不行了?! 怎么最近总有这种感觉，我是不是该去看医生啊?"

"妈妈，我今天上完体育课回到教室，刚坐下就觉得地在晃，是不是地震了? 我问同学，他们都说没有，可我真感觉到了。"

……

此刻，我一边接着小雨妈妈（我们算熟识）的电话，一边翻看着咨询本上以往的记录，短短三个月，小雨妈妈以电话咨询的方式，不断向我倾诉她的苦恼。我能想象面对小雨换着花样儿的忧虑不安，更为忧虑的想必就是小雨妈妈。就像小雨妈妈总是急切地问我，然后又自问自答一般："张医生，你说小雨这样是不是因为她的学习压力太大了? 我帮她把物理的培训班都停了，她还总是担心这个紧张那个，总害怕自己没做好从而导致不好的结果，我都开导她'有妈妈在，不用怕'……"

　　放下电话，那句"有妈妈在，不用怕"仿佛仍萦绕耳畔，这剂"灵丹妙药"什么时候能真的起作用呢？

No.2

孩子最近脾气比较大，容易激惹

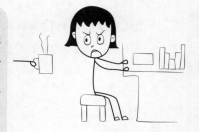

　　某个星期六的下午，咨询室来了一个脾气非常大的女孩，十岁左右的样子，情绪起伏严重，与外界有较强的对立感。比方说妈妈从包里拿出水杯，想让女孩喝口水，女孩立即不耐烦地怒斥妈妈："我不喝！你一会儿让我喝水，一会儿让我喝水，烦不烦啊！"

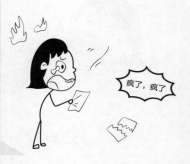

　　我和妈妈沟通了十几分钟，了解到孩子最近情绪问题比较严重，脾气非常大，容易激惹，一点儿小事都能引得她发脾气。我让妈妈到咨询室门口等一会儿，我和女孩面对面坐着。面对陌生人，女孩努力克制情绪，从她眼神里我

疯了，疯了

能感受到一些敌意。孩子出现这种情况，往往都是遇到事情了，我必须帮她找到症结，从根源上排解掉她内心的焦虑和愤怒。于是，我专注地看着女孩的眼睛问："你最近是不是遇到了不愉快的事情？"

女孩沉默了很久，才慢慢放下防备心理，与我聊起了她的一些情况。随着问题越来越深入，我从她很多看似没什么关联的话题中逐渐摸清了她心理问题的根源。原来爸爸妈妈想要瞒着她生二胎，她从奶奶那儿得知了这个消息，内心产生巨大的失落感，开始对父母极度不信任。她自尊心比较强，不愿因此质问父母，负面情绪长期在内心积累，终于到达一个临界点，导致性情发生重大变化。所以，问题的关键还是在于父母。我对她父母进行了心理教育，引导他们了解现阶段孩子的心理状态，不要太把孩子当成孩子，不管什么事儿都应及时和孩子沟通。他们眼里的孩子，说不定比他们想象中的更加复杂和成熟。

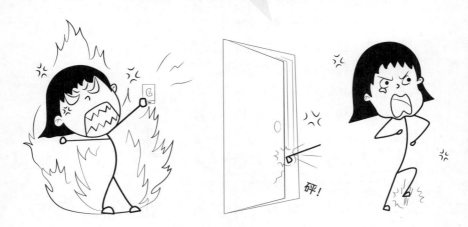

No.3

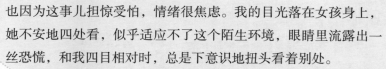

孩子容易
紧张、疲劳，缺乏安全感，不能放松

"不知为什么，孩子突然恐高。"

"她无论到了哪儿，总是很难有安全感，看起来就很紧张。"

"医生，她还容易累，回到家就躺在床上。"

……

孩子母亲絮絮叨叨地介绍了孩子的情况，看来孩子的症状持续有一段时间了，母亲也因为这事儿担惊受怕，情绪很焦虑。我的目光落在女孩身上，她不安地四处看，似乎适应不了这个陌生环境，眼睛里流露出一丝恐慌，和我四目相对时，总是下意识地扭头看着别处。

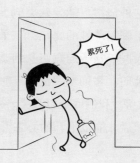

她脸上的肌肉微微抖动，身体僵硬，面颊潮红，身体微微往门口的方向倾斜，看起来恐惧不安到了极点，随时想逃离这个"危险"的房间。为了缓解孩子紧张的情绪，我给孩子倒了杯水，说："我和妈妈聊一会儿，你可以在这个房间自由活动，想干什么就干什么。"孩子的母亲给我描述完基本情况后，孩子的紧张情绪稍微得到缓解。

通过和妈妈的沟通，我发现孩子的学习成绩最近几个月下滑得很厉害，情绪状态越来越糟糕，和同学的关系也没有以前那么好了。我又询问道："你们家最近几个月有什么重大事情发生吗？"孩子的母亲想了一会儿，悲伤地说："孩子的姥姥三个月前去世了，孩子和姥姥关系特别好。自从姥姥去世后，孩子的状态越来越不好。"我瞬间明白了，孩子的症结在这儿。当一个孩子面临亲人去世等重大事件的时候，悲伤和恐惧情绪若积压，就很难排解。这种情绪可能导致类似于应激的心理症状。找到症结后，我与孩子聊起了她的姥姥，孩子的情绪终于找到一个宣泄口，突然放声大哭。孩子的妈妈受到感染，和她一起哭了起来。我静静地看着她们在咨询室哭泣，有时候，哭泣也是治疗创伤的好方法。面对生活，我们或报以微笑，或报以痛哭，总要找到一个方法疗治自己，然后才能以平和的心态继续前行。

No.4
孩子情绪反应比较大、容易哭

一个云翳遮阳的日子，诊室来了一个姑娘，十二三的样子，母亲陪着，在与姑娘取得基本信任后，母亲小心地候在诊室外。我试着使姑娘舒服一些，淡淡地说了一句："来，我们坐下，慢慢聊。"不承想，她刚一坐下，眼泪就夺眶而出，感觉有一股强大得令人震惊的力量，如山洪猛兽般，从她那弱小的体内迸发而出。我已经很久没见过这种痛哭了，肉眼可见的很痛的哭泣，我不敢贸然给她一个拥抱之类的安慰，只能默默地坐在一旁，安静地坐着陪着她。就这样，她肆无忌惮地专注于哭这件事，我心疼她的同时也心疼门外的那位母亲。时间就这么过了一个半小时，我们没有聊太多，姑娘最后仿佛从抽抽搭搭的喘息中缓过了气。

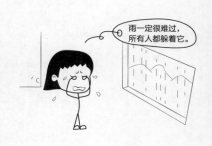

她的母亲小心地与我预约了下次见面的时间。我想起她母亲之前电话咨询时的陈述："我的女儿最近情绪反应特别大，哪怕芝麻大的事也会让她痛哭流涕。"眼前的一幕让我深深体会到母亲的无助感，那是

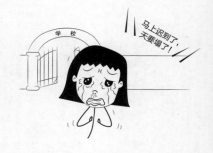

坠入深不见底的深渊的无力感。好想好好抱抱这个心如玻璃般易碎的姑娘，好好抱抱她的母亲，但我只能礼貌地目送她们离开。那一天，我的诊室久久地飘荡着一股咸咸的味道，淡淡的，久久没散去。

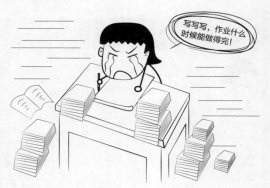

No.5 孩子情绪低落，表情、声音中都流露出低落的情绪

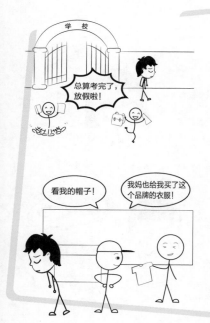

学校

总算考完了，放假啦！

看我的帽子！

我妈也给我买了这个品牌的衣服！

再一次见到那个男孩，他已经变得开朗了许多，至少能微笑着和我打招呼，很乖巧地喊"张医生好"，虽然他眼神里还不时闪过一丝忧郁。我第一次见他的时候，也是在咨询室，父亲带他来的，他像只受惊的鸟儿，尽力躲在父亲身后，低着头，脸上是欲哭无泪的表情，眼神里盛满忧伤，和这个年龄段的孩子完全不一样。

这是很明显的抑郁状态，可是孩子的父亲并不理解，他和大多数父母一样，面对有心理问题的孩子，要么表现得很焦虑，要么表现得很烦躁，唠唠叨叨地对我说："医生，这孩子也不知怎么了，不爱说话，动不动就要哭，走路喜欢溜墙根……"

那天我们聊了很久，我了解到孩子的一些具体症状，最终的判断是需要对孩子进行药物治疗了。孩子的父亲不

了解抑郁症及其治疗，以为那只是心理症状，比较排斥给孩子用药——这又是一个普通人对抑郁症认知的误区。抑郁症绝对不是只靠心理咨询和心理干预就能治愈的，该用药物介入的时候，一定要遵从医嘱，不能自作主张。好在

孩子的父亲听了我的话，给孩子进行了一个疗程的治疗，我这一次见到孩子，他已经明显好转。

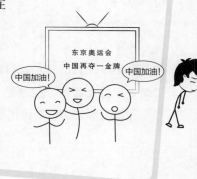

每个人都希望自己的孩子在成长过程中能健康快乐，可是"快乐"是多么贵重的奢侈品啊，一旦失去，才知珍贵。

No.6

孩子总是责备自己，出现问题总是从自身找原因，过度自责，甚至有罪恶妄想

"我觉得我是个很自私、很坏的人，没人会喜欢我。"她用平静到近乎冷酷的语气评价自己，这种话完全不像一个十五岁的女孩说出来的。难得的晴天，万里无云，阳光透窗而入，照在女孩瓷娃娃一样的脸上，本该热情洋溢的年纪，她却面无表情，眼神里透着冷漠。最近几年，抑郁症像一种瘟疫，在青少年群体中渐渐扩散开来。眼前的这个女孩，就是在抑郁情绪的影响下，产生了严重的罪恶妄想，导致她一旦出现问题，就从自身找原因。

父母试图说服她不要有罪恶感，可收效甚微，她有一套自己的逻辑闭环，并在这个逻辑闭环里放大自己的缺点。这个傻姑娘啊，她还只是个孩子，还在读初中，却严重高估了她个人的缺点对外界的影响。

当今社会，教育"内卷"严重，家长们囿于自身价值观，非常担心孩子的未来，家长的这种过度焦虑，转嫁在孩子身上，就是不停地打压自己孩子的自信心。许多孩子在这种环境里长大，长期处于低自尊状态，最终产生抑郁情绪，并有罪恶妄想。鲁迅当年写过的那句话，今天仍然适用："救救孩子"！

No.7 孩子觉得活着没有意思，**总是**想到跟死有关的事情

"活着，为了什么呢？只为这一呼一吸吗？"眼前的男孩平平无奇的一个问题，却惊得我下意识地坐得笔直。男孩十六七岁，穿着白得发光的校服来的，"××高中"四个大字此时格外刺眼。男孩娓娓道来："张医生，你知道吗，当我日复一日地做着一件事情，当然还是所有人都认为对的事情，突然有一天我意识到我其实只是这滚滚红尘中微不足道的一粒尘埃，多我一个不多、少我一个也不少时，我就忍不住想：活着，是为了什么呢？那种空虚感后来常常闯进我的身体，我开始关注死亡，各种跟死亡有关

的新闻都会吸引我，我总在想人死了以后会去哪里……"

那天，这个男孩跟我聊了很多关于"死亡"的话题，正如他所说，从他意识到这茫茫世界多他一个不多、少他一个不少的那天开始，他就停止了学习这件事，而他的这种行为却足以要了他父母的命，再后来，一家人的心路历程就不言而喻了。我看着男孩空洞的眼眸黯淡无光，想起了美国著名心理学家马丁·塞利格曼的话："乐观远不仅是一种迷人的性格特征，它实际上是一种心理免疫力，足以帮助人们抵御生活中的任何困难。"

No.8　我的孩子不管对学习还是业余爱好，都 ╪提不起兴趣╪

"欢欢一到学习的时候就走神，成天梦游一样，这样怎么考得上好的学校？"

"欢欢以前还喜欢玩编程，现在已经好久不玩了，也不知道他现在还喜欢玩什么。"

"欢欢对旅游都没兴趣了，他以前很喜欢旅游的。"

……

欢欢妈妈又给我打电话诉苦，说这次欢欢的症状是对学习和业余爱好没什么兴趣，表现出兴趣缺失。这种情况下，欢欢妈妈就需要找欢欢聊聊了。"可是我想找他聊聊的时候，他都拒绝交流。"欢欢妈妈的声音提高了八度，情绪明显非常焦虑，"医生，我该怎么办？"

"还能怎么办呢？"我说，"你和欢欢他爸爸有的时候不用非得让欢欢说话，你们只要让他相信就行了……"

"相信什么？"

"相信无论发生了什么事，你和他爸爸都会陪着他，也会支持他。"

孩子越大越可能出现短暂的兴趣缺失现象，家长一定不要惊慌，只要陪在孩子身边，给他们足够的安全感，让他们自己走出人生的阴霾就可以了。从某种意义上说，陪伴是最长情的告白，亲情是最有效的药物，可以治疗许多简单的心理问题。

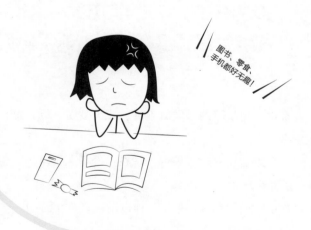

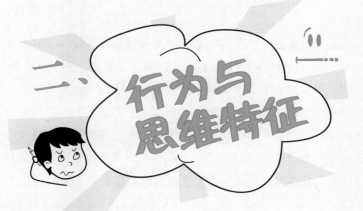

二、行为与思维特征

No.1 孩子睡眠不好，

容易醒、早醒、失眠、多梦、噩梦多

　　她的睡眠出现了严重问题。我第一次见到女孩的时候，就能做出明确的判断。她刚十四岁，看起来却一点儿也不鲜活，头发略显干枯，脸色苍白，眼神黯淡无光，隐约可见泛青的黑眼圈。她安静地坐在我对面，神情呆滞，有气无力地说："医生，我总睡不着，即使睡着了也一直做梦，脑海里像是在演电视剧，一集又一集的。有的时候还醒得特别早，凌晨三点就醒，醒来就睡不着。"

　　失眠、入睡焦虑、多梦、易醒……焦虑和抑郁都会有这样的症状，因为患者往往思虑过多，导致神经递质分泌异常，睡眠规律紊乱。改善这一状况可以从调整生物钟节律入手，于是我给了她一些调节生物钟的方法，比方说加强运动和减少使用电子产品。当下，青少年失眠的现象越来越普遍，除了因为生活节奏不断加快，还因为娱乐活动越来越多，比如电子产品普及，手机几乎成了人类的外置器官，生活状态的不健康必然导致睡眠的缺失。宇宙的运行规律决定了我们"日出而作，日落而息"的睡眠规律，但是我们却在忽视规律，丢失了睡眠，也就丢失了健康。

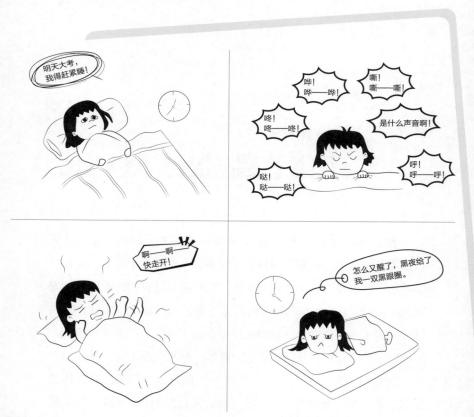

No.2 孩子突然出现注意力不能集中、记忆力差的现象

她被妈妈带来时，病情已经很严重了，注意力无法集中十分钟以上，记忆力也变得很差，经常丢三落四。我征询她妈妈的同意后，单独和她在咨询室聊了一会儿，她记忆力的问题在聊天过程中渐渐暴露出来。我前面刚提过的一个问题，再问她的时候，她已经忘记了，其实也不能说是忘记，而是她根本就没仔细听。我说话的时候，她只是尽力摆出一副倾听的姿态，但完全没注意我在讲什么。

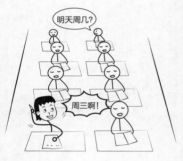

我问："你是不是很紧张？"

她答："我有点喘不过气。"

嗯，呼吸急促。

我又问："你是不是脑子里在想很多事情，却感觉什么都没想？"

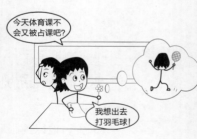

她点点头，脸色异常苍白，额头上渗出细密的汗珠，可她表现得有些怕冷。我又和她聊了一会儿，知道她注意

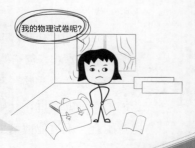

力无法集中和记忆力变差的情况是突然出现的，以前从来没这样过。我初步判断她现在被很强的焦虑情绪左右，如果压力不释放出来，会导致焦虑症。我对她做了一定的情绪疏导，并和她妈妈预约了下次的治疗时间。看着她和妈妈走出咨询室，脑海里突然冒出一句话：我们总活在这个世界的预设中，可我们又时常走出世界的预设，我们焦虑地长大，就像有一天会悲伤地老去……

No.3

孩子突然变得 **反应比较慢，话少，** 做事情没有动力

"医生，我儿子为什么做什么事情都没有动力？"

"医生，他说话的状态好奇怪，总是慢吞吞的，一句简单的话要想半天。"

"医生，他以前很聪明的，性格也开朗，怎么突然变得傻乎乎的？"

爸爸和儿子在我对面坐着，爸爸满脸焦虑，说话时张牙舞爪，儿子则郁郁寡欢，爸爸的话很难听，他动作缓慢地瞪了爸爸两眼。父子俩像是"没头脑"和"不高兴"的现实版。我赶紧制止了爸爸滔滔不绝的倾诉，开始与男孩聊天。男孩的反应恹恹的，不太愿意配合，不过他情绪里呼之欲出的抑郁感基本符合病征表现。

抑郁症会表现出思维、语言迟缓和主动性减退的症状。

"抑郁?！"父亲惊讶得要从椅子上跳起来了，他怎么也想不通，一个十四岁的孩子怎么可能会抑郁。看来孩子的抑郁症状变得这么严重，和这位父亲的粗心大意不无关系。任何心理疾病都是越早发现越容易治疗。我给孩子开了药，又给父亲解释了抑郁症产生的原因，最终目送父子俩离开。那位父亲还是无法接受孩子得了抑郁症，认为那种病不该是孩子得的，走的时候还嘟嘟囔囔表示怀疑。他终究会明白，一切治疗都开始于自身的重视，一切的重视都来自正确的认知。

3 的 0 次方等于 1 还是 3 啊?

-5 的绝对值还是 -5 吗?

这道题到底要怎么计算?

No.4 孩子总是 心神不定、坐立不安

在漫长的从业生涯中，我总会遇到一些特别的孩子，让人过目不忘。珊珊就是那样一个女孩，她那时刚九岁，长得像个小明星，有点婴儿肥，眼睛大大的，笑起来有两个小酒窝，只要她坐在那儿，仿佛空气都变得清新很多。这么可爱的孩子却有焦虑症状，她在咨询室咨询的那一个多小时，身体扭来扭去，一会儿站起来又坐

下，一会儿低头咬手指，一会儿双拳紧握，忐忑不安。这是明显的焦虑症状。珊珊的妈妈忧虑地看着她，似乎已经习惯了她的坐立不安，也不出言制止，只是向我投来求助的目光。

大多数妈妈面对孩子的心理问题时，表现得比孩子还无助。我安慰着珊珊妈妈，并对珊珊进行心理上的疏导，寻找着导致她焦虑的内在原因。青少年心理问题非常常见，希望孩子的父母遇到这种问题时，不要过度焦虑，而是积极配合医生对孩子进行心理疏导和治疗。对孩子来说，父母是他们最重要的支柱，如果父母对他们失去了耐心，会给孩子造成更大的心理灾难。

No.5
孩子突然食欲减退

壮壮的妈妈带着壮壮来咨询室的时候，壮壮的食欲减退问题已经持续一段时间了。"医生，以前壮壮饭量很大的，吃得像个小牛犊，现在对什么食物都没兴趣。"壮壮妈和壮壮一样，身材魁梧，不同的是，壮壮脸上带着一种营养不良的病态。我起先怀疑他消化系统出了问题，让壮壮妈带他做了一套消化系统的检查，检查报告显示，壮壮的消化系统没有任何病征，那就有可能是抑郁症状。

世人皆知，我们中国人爱美食，网上流传着一些段子，比方说："没什么悲伤不能用一顿烧烤治愈，如果不行，那就两顿。"可见美食对国人心理健康的重要性，可是对某些有心理问题的人来说，吃饭就是一种负担，因为食欲是人类最基本的欲望，抑郁症的一个重要表现就是欲望的减弱和消退。经过与壮壮漫长的对话，我慢慢地对他的病情有了一些把握，并对他进行了相应治疗。

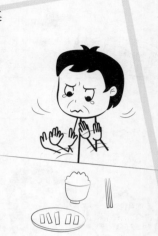

作为医生，我多希望世间能少一些抑郁症患者。孩子在成长过程中会遇到各种美好的事物，我们对世界有好奇心，对世界有欲望，才能对未来产生美好的期许。有时候，那种期许是我们活下去的最大动力。

No.6
孩子总是觉得自己健康出了问题

她今年十六岁了，正值人生最美好的年龄，可是从去年开始，她成了个"病秧子"。事情起源于她一个表哥的去世——表哥被诊断出肝癌，治疗效果不明显，从确诊到去世只用了三个月时间。她亲眼看着青春帅气的表哥一点点变得虚弱无力，瘦成一具骨架，再到最后离开这个世界，她由此对疾病产生了强烈的恐惧感。

从表哥的葬礼上回来，她突然呕吐，开始怀疑自己也得了胃

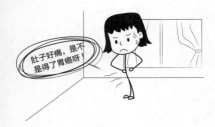

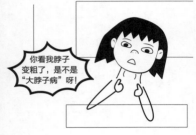

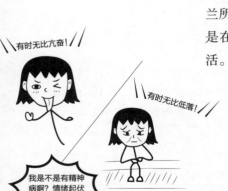

癌，赶紧去医院检查。虽然检查结果显示，她只是得了浅表性胃炎，可她还是认定自己得了重病，一次次往医院跑，一次次检查，一次次因身体的某些不适而胡思乱想，严重的时候，甚至出现呼吸困难、昏厥等症状。120 救护车都喊了几次。母亲快被她闹得崩溃了，带着她来了咨询室。我了解到整个过程后，诊断这是一种疾病妄想的症状，需要进行心理疏导。

生老病死是人生的常态，我们要正确面对，防止过度恐惧。正如罗曼·罗兰所说："世上只有一种英雄主义，就是在认清生活的真相后，依然热爱生活。"

No.7

孩子感觉人生虚无，有不真实感呈现

"医生，我总觉得眼前的世界不是真实的，像是蒙着一层雾。"

"医生，我觉得人生非常虚无，毫无意义。"

"医生，加缪说过一句话，人类有两种自杀，一种是哲学上的，一种是现实意义的。哲学上的自杀是我们不再追问人生的意义，现实意义的自杀是生理上的自杀。我觉得我正在经历哲学上的自杀，总觉得人生其实没什么意义，什么都是虚无的。"

说出这些话的是个十七岁的男孩，他看起来沉默寡言，戴着镜片厚厚的眼镜，说话慢条斯理，每句话都斟酌很久。据他所说，这一年多来，他一直处于这种状态，恍惚，有不真实感，总觉人生虚无。这些都是抑郁症的表现，与其他病人不同的是，这个男孩特别喜欢看书，尤其喜欢看哲学类书籍。我那天与他聊了很久的哲学，告诉他哲学是辅助我们认识世界和人生的学科，不一定能用来指导我们的生活。如果总是感觉到情绪低落，一定要进行医学上的治疗，而不是通过哲学来寻求精神上的解脱。

No.8

孩子变得敏感、多疑，总觉得别人在 议论自己，甚至觉得别人会害自己

　　素素的妈妈带她来咨询室咨询时，她似乎对一切都充满警惕，眼神里是压抑不住的惊恐。

　　"医生，素素太多疑了，老觉得别人在议论她。"

　　我看着素素在对面坐下，这个姑娘被自己的猜疑折磨得非常憔悴。我让素素妈妈不要着急，坐下来慢慢说。我先是有一搭没一搭地与素素聊了会儿天，让她打消了对我的顾虑，才询问她的感受。素素打开心结后，对我说了很多，比方说她的某个同学一直在背后说她坏话，某个同学一直在"害"她，她甚至给我详细地描述了一个场景——有一天，她趴在桌子上小憩，突然感觉手臂有尖锐的刺痛感，她不敢睁眼，但分明觉得有人用针管给她注射了什么。我听后吃惊地望向了她妈妈，她妈妈无奈地叹了口气。

　　我在心里对她做出了一个判断，这是一种"关系妄想"，是对群体生活产生恐惧感的表现，怀疑群体中的其他人在合伙收拾她。我需要对她进行一定的心理疏导。其实我们每个人经历的第一次创伤就是出生，母体对我们来说是最安全的地方，离开母亲身体的那一刻，我们就要面对这个未知的世界，很多儿童的不安全感就来源于此。

No.9
孩子头脑中反复思考一些问题，强迫症一般挥之不去，或者不停地胡思乱想，感到很痛苦、焦虑

"毛毛总是反复地想一个问题，脑子不受控制一般。"

"他每天都会强迫自己必须做好一些事情，比如11点熄灯睡觉，如果作业没做完或发生其他突发事情导致不能按时熄灯，他就会非常暴躁。"

"他还总是胡思乱想，有时候说话语无伦次，我们大人看着都痛苦。"

毛毛的妈妈在电话里向我倾诉，那种焦虑情绪似乎能顺着话筒传导过来，我觉得毛毛妈似乎也受到毛毛的影响了，一些话反反复复地说，似乎找不到头绪。我劝她冷静下来，给她分析了一下毛毛的情况——这是强迫症状的一种，有着强烈的强迫观念，并且这种情况表现在现实生活中，有的人可能会呈现出强迫的行为，常见的如反复清洁、反复整理等，对事物有着近乎苛刻的要求。

其实我们的孩子在受教育的过程中，一直在进行强迫性的训练，他们总是被要求能做什么、不能做什么，孩子们在这种规训中，很容易产生一些强迫心理。作为家长，我们要做的，是告诉孩子，我们不要求你们那么完美，你们可以有这样那样的缺点，也可以犯一些普通的错误。当大人过于苛求孩子，孩子为了讨得大人喜欢，会不停地苛求自己，甚至发展成讨好型人格，如果对自己过度施压，他们怎么可能一直保持心理的健康？

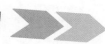

No.10
孩子觉得自己能力减退

　　"医生，我觉得我不如别人了，做事情的效率下降了好多，我是不是废了？"那个十八岁女孩在一个阴云密布的下午找到我，倾诉着自己的苦恼。她正面临高考，关键时刻，她却感觉自己不行了。我认真倾听，和她一起探讨，让她意识到这只是心理压力过大导致的。

　　每到高考季，都会有一些孩子突然产生心理问题，最明显的表现就是开始质疑自己的能力。这些孩子来找我咨询也不过是在进行一种自我解压。我们的人生都会有几个特别重要的节点，在那个节点上，不管是谁，都会面临超出往常的压力。我们要做的，就是想办法把压力值降低，让自己甩掉心理包袱，轻装上阵。我和那个女孩聊了一个多小时，直到女孩深吸一口气，又缓缓地吐出来，笑着对我致谢，似乎重新找到了信心，如释重负般离开了咨询室。外面风雨欲来，我想，一场暴雨过后，她会见到彩虹吧。

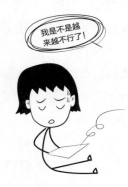

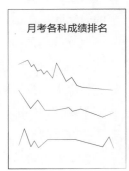

月考各科成绩排名

No.11

孩子觉得没有希望，
绝望感强烈

他缓缓地坐在我面前，两眼直视着我，心事重重地说出一句话："医生，我觉得自己没希望了。"我轻声询问："能具体谈谈发生了什么吗？"他目光呆滞，缓了很久，才有一句没一句地向我诉说着他的无望感。有的人绝望到甚至话都不想说。我经常遇到这种严重抑郁的少年或儿童，他们往往感觉自己的希望在逐渐丧失，绝望感笼罩着他们的生活。

我们活在这个世界上，有时候靠的真的是希望。不管我们的生活环境多么恶劣，只要心里还有希望，就能挣扎着走向未来，用更多的时间从命运那里换取一些可能有的转机，可一旦这种希望都失去了，内心的痛苦就可想而知了，这才是抑郁症最可怕的地方。我尽可能及早对那个孩子进行药物治疗和心理疏导，尽可能帮他摆脱绝望情绪的困扰。到了今天，他的抑郁症状已经消失，又变成一个怀揣希望的孩子。

No.12

孩子自卑，觉得什么都**不如**他人

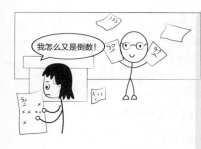

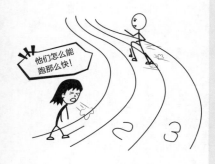

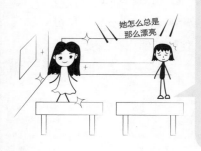

　　莎莎的妈妈又给我打电话，说："莎莎的自卑感越来越强了，觉得自己什么都不如别人，医生，你有什么更好的办法缓解吗？"我让莎莎妈带着她来咨询室，我想再次对她进行心理疏导。提起莎莎，我总觉得这个女孩有些可怜——爸妈在她很小的时候就离婚了，而且爸爸不是个有担当的男人，离婚后很快重组家庭，似乎忘了自己曾有过一个女儿，再也没有主动跟莎莎联系过。

　　莎莎对爸爸有很深的感情，有次她实在太想爸爸了，就偷偷到了爸爸的新家，看到爸爸对同父异母的弟弟嘘寒问暖，对她则有些排斥。那一家三口温馨的场景深深地刺痛了莎莎，从那以后，她就变得很自卑，已经发展为一种严重的心理问题。

　　莎莎妈妈带着莎莎过来的时候，我单独和莎莎聊了很久，尽可能开导她，让她走出自卑心理的控制。我知道这是

一个很漫长的过程,她只有在成长过程中不断重塑自己才能做到。

作为一名医生,我只能尽可能加速她重塑的过程。"幸福的家庭都一样,不幸的家庭各有各的不幸。"许多有心理问题的孩子都在承受着来自家庭的不幸,那些幼小的心灵里,密布着一些隐约可见的细微裂缝,只希望他们具备强大的自我修复能力,许多年后,他们才能走出那片成长的阴影。

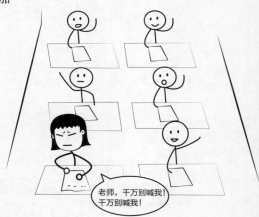

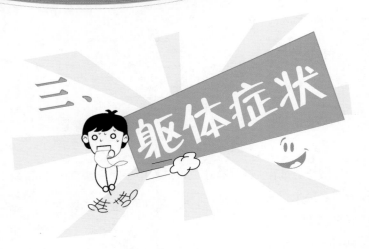

No.1

孩子的肌肉系统出现一些症状，如**肌肉酸痛，肌肉、肢体出现抽动、活动不灵活，牙齿打战，声音发抖**等状况

这是个十五岁的男孩，他妈妈带着他来咨询室的时候，他已经有了明显的躯体症状，肢体会不自觉地抽动，看似不太灵活，行为举止有些怪异，说话时声音发颤，这些都是明显的焦虑症状。很多心理或者精神性的病征都会在躯体上有所反应，这是我对孩子进行诊断的一个指标。"医生，这孩子怎么了，看起来怪怪的。"孩子的妈妈忧心忡忡。

我制止了她的话，因为孩子已经很焦虑了，这时候任何人的评价都会加重他的焦虑，更何况这评价是来自妈妈。如果孩子的身体出现一些不太好的感觉，通过常规医疗手段又无法查明原因的时候，就要考虑是不是心理问题所导致的。一定在医生指导下进行治疗，如果需要药物治疗一定按医嘱吃药，缓解症状。

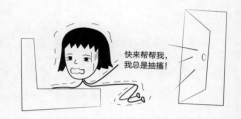

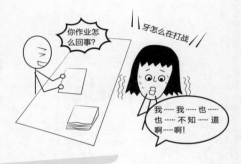

No.2

孩子的感觉系统出现一些症状，如非器质性问题所导致的看东西模糊，身上莫名有发冷或发热的感受，身体无力，浑身有刺痛感

"医生，我为什么身上时冷时热，伴有刺痛感？有时突然看东西模糊，揉了揉眼睛，还是看不清。"

十五岁的他坐在我面前，惊恐于自身的一些感受，连珠炮似地对我发问和倾诉。我待他平静下来，仔细询问了一些其他问题，最终确定这是由抑郁情绪所导致的感觉系统问题。一旦感觉系统出现这些情况，就需要一定的医学治疗，抑郁和焦虑等精神性病征并非只体现在情绪反应上，大多数病征都伴随着一定的躯体反应。

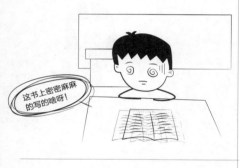

这书上密密麻麻的写的啥呀！

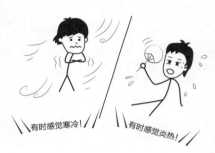

有时感觉寒冷！

有时感觉炎热！

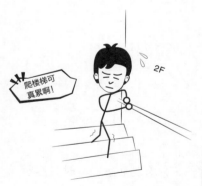

爬楼梯可真累啊！

2F

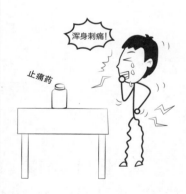

浑身刺痛！

止痛药

No.3

孩子的呼吸系统出现一些症状，如 胸闷、有窒息感、叹息、呼吸困难等

　　静静是从心血管科室转到心理科的，据说来我这儿之前，已经经过了一轮器质性检查，心脑血管和呼吸道都没什么问题。但她依然有很强的溺水感。静静脸色苍白，捂着胸口说："医生，我喘不过气。"

　　我翻看着她的病历，让她慢慢放松下来，等溺水感有所缓解的时候，我才和她聊了起来。她说这种感觉非常可怕，有种呼吸不能自控的感觉，像是要窒息，可是她的身体又没什么毛病。她用求助的眼神看我，希望我能给出一个准确的诊断结果。我跟她聊了很久，最终确定是焦虑发作导致的躯体反应，孩子看似松了口气，在她看来，能明确病因的症状就是可以治疗的。她和妈妈拿了药，乖巧地向我道了谢，离开了诊室。

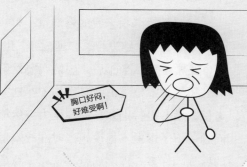

胸口好闷，好难受啊！

No.4

孩子的 **心血管系统** 出现一些症状,如心动过速、心悸、胸痛,有血管跳动感、眩晕感、心搏脱落感

我和十四岁的她面对面坐着。

"身体哪儿不舒服?"我问。

"心慌。"她不由自主深吸一口气。

"胸口痛不痛?"

"偶尔痛。"

"还有其他感觉吗?"

"有时候眼前发黑,突然看不见,也听不见了,有种眩晕的感觉。"

……

这是她第二次来我的咨询室,第一次来的时候是因为有轻微焦虑情绪,我给她进行了心理疏导,焦虑症状在一定程度上减轻,能够正常生活。半年后,她妈妈突然给我打电话,说她状态又不太好了,是不是焦虑症又发作了?这一次的发作好像是因为一次考试,她考得特别差,心理压力突然增大,各种平时积压的心理问题一下子爆发。据说她当时在教室里,胸痛难忍,甚至有眩晕的感觉。好多心理疾病就是这样,总是反反复复,许多人都要与之长期相处,并时刻防备它突然加重。

No.5

孩子出现 **胃肠道** 问题，不想吃东西，嗳气，出现消化不良、肠鸣、腹泻、便秘等症状

小路也是因为一些器质性的感觉到医院进行检查的，他怀疑自己的胃肠道出现了大问题。经过一系列检查后，却发现身体完全没问题，于是在其他科室医生建议下，找到了我。他说："医生，我不太想吃东西，而且容易便秘或拉肚子，肚子里有时候咕噜咕噜叫。"

我问："持续多久了？"

他答："半年了。"

我又问："怎么现在才来医院检查？"

他答："我还以为那就是普通的肠胃炎，我妈妈给我买了药。"

现在药店零售终端比较发达，一些普通的小病很容易治疗，所以很多人有了一些器质性症状后，都习惯性自诊，却往往忽略了对心理问题的检查。其实很多器质性的病症是由心理问题导

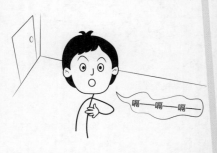

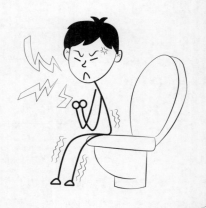

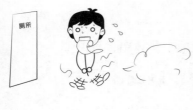

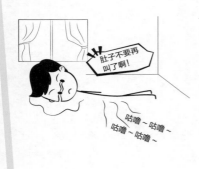

致的，自我治疗就容易舍本逐末，产生不了好的效果。类似的状况还有许多，比如有的患者只要到公交站等车或者到书店看书，就会条件反射般肠痉挛，想上厕所，这种特定场景下的特殊反应，多少是由患者不自觉的心理暗示所导致的，并不是单纯的身体疾患。那天，我对小路进行了诊断，最终确定那是因为焦虑所引起的肠胃不适，并对他做了相应的心理疏导。小路和妈妈离开后，我想到一句电影台词，大意是：我们已经能探索太空，可是我们却无法探索人内心的宇宙。这是一个困境，很多人并不了解自己的内心，而我们又必须想办法了解自己的内心，因为那是我们自己的宇宙。

No.6

孩子尿频、尿急，女孩月经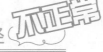

兰兰是个十八岁的女孩，羞涩地坐在我面前，似乎有难言之隐。妈妈站在她身边，焦虑地催促她："赶紧给医生说一下！"兰兰瞬间羞红了脸。

我制止了她妈妈的催促，盯着那个胖胖的女孩，用温和的语气安抚她，让她解除戒备心理。过了好一会儿，她突然起身说："我先上个厕所。"

从厕所回来，她终于可以给我陈述症状了。这是很多人常有的症状。

"医生，我月经不调，例假时间不规律，有时候几个月不来。最近这半年我一节课要上两次厕所，尿频得很厉害。我每次上车前，或者上课前，必须要上一次厕所，不然就会很紧张。"

随着她的描述，情况进一步明了——她的症状有可能是心理问题对泌尿系统的影响。可因为她是个女孩，对这些症状羞于启齿，所以直到已经影响到正常生活了，才来医院检查和治疗。有的时候，我们羞于提起的，可能就是我们当前面临的最大困境。

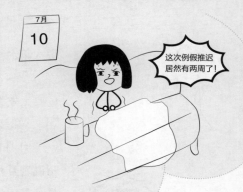

No.7

孩子经常口干、脸色潮红或苍白，容易出汗，有紧张性的头痛

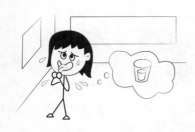

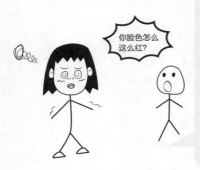

你脸色怎么这么红?

"医生，月月总是喊口干，每天喝八瓶水都嫌不够。"

"医生，月月太容易出汗了，脸色要么发红，要么白得吓人。"

"医生，月月经常喊头疼。"

月月的妈妈又打来电话，絮絮叨叨说着月月的症状。我翻看了一下病历，月月是因为焦虑症来找我治疗的，当初的症状比现在更加严重，经过一段时间治疗，情绪状态和躯体症状已经得到缓解。很多心理性问题就是这样，需要长期跟踪治疗，不能因为症状得到一时的缓解就掉以轻心。

No.8

孩子总是觉得四肢、背部、颈部有沉重感，背痛、头痛、肌肉疼痛，全身乏力、疲倦

星期六下午，咨询室来了个十二岁的女孩，爸爸带她来的。她看起来完全不像个十二岁的孩子，佝偻着腰，脸色苍白，有气无力地坐在我对面，似乎连说话的力气都没有了。她爸爸焦急地解释着她的症状。

"医生，她老是觉得身体很重，走路的时候像个蔫了的茄子。她还经常说身上疼，一会儿背上疼，一会儿头疼，反正全身哪儿都不得劲儿。可她明明什么事儿也没干，躺在沙发上都喊累。"

那个焦急的父亲并不明白，这个女孩的表现，有可能是心理问题所引起的躯体反应。我大体了解了女孩的一些症状，与她聊了很久，最终确定她得了抑郁症，需要进行药物治疗。我给孩子制订了治疗方案，看着父女俩离开工作室，女孩的身影依然疲惫，像是背负了一个孩子不该背负的东西。

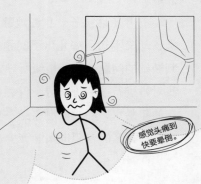

感觉头痛到快要晕倒。

No.9

孩子月经紊乱，对曾经喜欢的异性和其他异性都不再感兴趣

　　她十七岁，有些伤感地坐在我面前，犹豫了一会儿才开口说话："我是不是有问题？"我说："即使有问题也没什么，到我这儿咨询的，大多数人都有问题，我是医生，有办法治疗。"女孩心安了一些，又犹豫了一会儿才说："我月经不正常，有时几个月不来，而且我以前很喜欢一个男生……"

　　"哦？"

　　"可是啊，我最近一段时间，对他丝毫没有兴趣，而且我对任何男生都不感兴趣了。"她说，"我感觉自己对什么事儿都没兴趣。"

　　打开了话匣子，我和她聊了很久，她总觉得自己的状态不正常，却又不知道哪儿出了问题。我综合她的其他一些症状，最终判断她的问题是抑郁情绪所导致的。好在她的问题还不是太严重，我对她进行了心理疏导，并教给她一些缓解抑郁情绪的方法。如花的年龄里，心理问题带给一些孩子的伤害真的非常严重。写到这里，我真的希望世间能够少一些类似的心理问题。

No.10
孩子短时间内体重减轻

　　妈妈带着瑶瑶来诊室的时候，瑶瑶看起来有些病态的瘦。"医生，她以前不是这样的，半年前还长得胖乎乎的，怎么突然就消瘦了呢？"

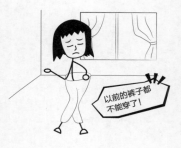

　　我安抚着瑶瑶妈妈的情绪，告诉她身体消瘦可能是由很多原因造成的，即使确定是心理问题，也有很多种可能，让她不要着急。我让瑶瑶妈妈到门外等着，和瑶瑶聊了半个多小时，瑶瑶和妈妈不太一样，她的关注点不在身体消瘦上，而是说了很多自己内心的困惑，最终我给出了一个确定的诊断。

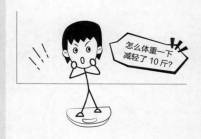

　　我们的心理问题很容易改变身体健康情况，比如短期内不明就里的消瘦，排除身体疾患后，就需要我们寻找到最根本的原因，加以正确的治疗。

第二篇

问答篇

Q1

我发现孩子**情窦初开**了，怎么办？（早恋女孩篇）

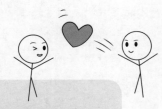

这是非常正常的现象，家长们不必惊慌，更不必视为洪水猛兽。青春期的女孩正在经历自我概念形成的阶段，敏感、躁动，对即将到来的人生体验充满了急不可耐的好奇心。15～18岁的女孩第二性特征刚刚形成，生理变化引起性心理的微妙变化，这些变化表现在两个方面：一方面，她们由于自己凸显的性特征而感到羞怯；另一方面，她们又希望自己的变化能够获得外界的注意，于是通过装饰自己来强化自身的女性特征。因为这些变化，女孩们才会渴望与同龄异性交往，容易产生早恋倾向，这是无法避免的。

家长们关注孩子情感、生活状况的同时，更应对孩子加以正确的引导，给她们提供足够的安全感，跟孩子建立有益的、稳定的关系。研究表明，人们害怕不确定性时，依恋倾向会增强，孩子们尤其如此。在孩子的成长过程中，家长需要与孩子建立安全型依恋关系，才能有效避免孩子产生各种心理问题。

尽管自我成长是终生的事情，青少年时期却是最重要的节点。家长必须了解在这个时期里孩子们的心理机制，方能做出有效应对。总之，家长是孩子的心理依靠，家长的所作所为对孩子有至关重要的影响。

不要急于下结论

恋爱分很多种，双方互相爱恋，一方暗恋、单恋，或者单纯有好感。家长最好能通过多种渠道搜集信息，弄清孩子是否真的是早恋。如果仅仅是暗恋、单恋，要正常化看待这个问题，抓住机会引导孩子树立正确的恋爱观和婚姻观。

在面对孩子的感情问题时，家长切忌盲目下结论，我有两个例子可以说明这个问题。有一次，一位母亲带着她刚满十六岁的女儿来医院问诊，她怀疑女儿跟男同学恋爱，因为女儿总是晚回家半个小时，还经常开心地傻笑。母亲如临大敌，严加"拷问"，逼问了一晚上也没问出什么。母亲第二天赶到学校，弄得全校皆知。持续半个月后，女儿的成绩一落千丈，甚至有了轻微抑郁的症状，学校老师们努力调查后发现，这位女同学只是暗恋一个话都没有说过的男同学，至于晚回家那半个小时，原来只是跟好朋友放学后去排队吃串串。

这位母亲对孩子的爱确实毋庸置疑，但做法有些过激，才会导致严重的后果，而另一位家长在对待这种事情上另辟蹊径，效果令人意外。

一位父亲发现正在读初三的女儿夹在书里的情书，得知女儿喜欢同班一个男同学。父亲当天给女儿做了最爱吃的饭菜，晚饭后，父亲向女儿道歉，说他无意间看到了女儿写给男同学的情书，并毫不隐瞒对那位男同学的好奇，问："你喜欢他什么？"女儿脸红了一会儿，想起她暗恋的人来，话语中充满了自豪："他学习好，长得又帅，游泳游得好，篮球也打得漂亮，数学更厉害，经常在竞赛中获

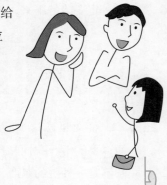

奖。"父亲沉默片刻："他这么优秀，肯定很多女孩喜欢吧？"女儿沉默了，失落地低下头。"不要丧气，我们想想有什么办法让他喜欢你。"父亲说。"什么办法？"女儿想了一会儿，"我努力学习，在擅长的英语上继续加油，尽可能参加一些比赛，有时间多学一些才艺，把自己的钢琴、画画练得更好，把自己变得跟他一样优秀，或者比他还要优秀，他也许就会喜欢上我了。"

女孩想了一晚上，第二天一早撕了情书，按照和爸爸说的，开始好好学习，每天伏案苦读。爱情的力量是惊人的，女孩中考时考上了省重点高中。一年后，爸爸再次问起那个男同学，女孩想了很久才想起来，说："我已经不喜欢他了，他不适合我。"

这类事件已然发生的情况下，父母的看法和反应对事情的走向有至关重要的影响。所以不要急于下结论，否定孩子的感情，那种行为类似于向孩子下战书，家长们一定要冷静下来，理智地寻求最佳解决方案。

肯定爱情是美好的

面对早恋这个问题，大部分家长的反应都有些过激，事实上，我们和孩子都应该承认：爱情是美好的，它不是一种脏的东西，更不该偷偷摸摸。

　　如果确定孩子真的早恋了，家长千万不能着急，不要立马否定孩子的感情或是武断地制止，而是要尊重他们，试着跟孩子谈心，肯定爱情的美好，引导孩子说出心里话，走进孩子的内心世界。

　　一旦家长走进孩子的内心，了解了他们的真实想法，就有机会让孩子们学会理性思考，在不否认恋爱的正当性与合理性的同时，给孩子分析早恋带来的弊端。让她们知道，人生的道路取决于无数个微小岔口的抉择，要让她们大胆思考、大胆探索真正的心之所向，而不要为了一时的欢乐放弃真正的风景。必要时，家长也可以搜集一些青春期早恋的案例，让孩子对这件事有尽量全面的认知。

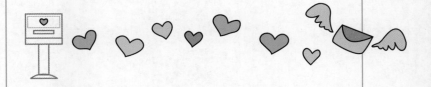

以尊重为前提

　　对于双方已经产生互动的早恋，家长可以在征得孩子的同意后，找到孩子早恋的对象谈一谈，采用与引导自己早恋的孩子相同的方式，引导对方发现早恋的问题。

在整个过程中，家长须将孩子视为具有独立行为能力的人，给予充分尊重，让孩子意识到自己需要承担的人生和命运，从而进行理性抉择。

最后，如果需要与学校及对方家长一起沟通、解决这个问题，也要提前和孩子沟通好，让他们理解并接受这种做法。如果一意孤行，完全不尊重孩子的想法，会让孩子产生逆反心理，结果会适得其反。

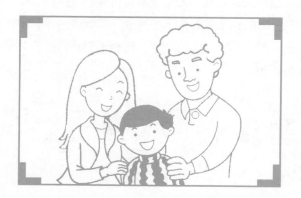

Q2

我的孩子早❤恋了，怎么办？（早恋男孩篇）

男孩早恋和女孩不太一样，除了一些心理、生理的发展特点，还有一些其他方面的原因。比方说有些男孩出于攀比心理，受到网络、媒体、朋友的影响，认为谈恋爱是自己有能力的象征，别人谈恋爱，自己不谈是无能的表现；有些男孩有更强的叛逆心理，由于家长和老师的压抑性教育，导致一些孩子的逆反心理增强，把早恋当作与家长、老师对抗的武器；还有一些男孩是出于对异性的好奇而产生早恋行为。

不要 急于压制

　　孩子们在青春期会遇到很多烦恼，也会产生一些生理上的特殊体验，这些体验是由一定程度的生理唤醒所推动的。生理唤醒是指伴随情绪与情感发生时的生理反应，它涉及一系列生理活动过程。如果这种生理唤醒恰巧发生在与异性交往时，则容易让他们误解其为爱情。这是一种常见的心理反应，我们被高水平生理唤醒时，需要为这种变化寻找正确的原因，譬如，如果我们正对着手机短视频大笑时感觉到生理唤醒，那么就可推断出"我很高兴"，认为是手机短视频带来了欢欣感。如果孩子们与异性接触时感到自己心跳加速，甚至觉得心慌，而他却无法从个人经验中找出原因，那么他可能会认为自己恋爱了。而事实上，生理唤醒受多种因素影响——害怕被拒绝、学习上的挫败感、父母施加的

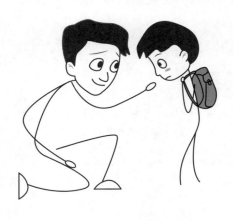

压力，甚至与他人发生冲突时的愤怒，都有可能造成生理唤醒。作为父母，在应对此类问题时，耐心是最大的武器。要引导孩子理解各类情感的差别，不要急于压制，而应该尝试和孩子交心，了解孩子早恋现象背后的成因。

学会 换位思考

事实上，孩子成长过程中一直在学习做人的道理，父母也不是生来就是父母，有了孩子，男人才会成为父亲，女人才会成为母亲，亲子双方是相互成就的关系。很多家长将孩子视为手中之弓箭、掌上之明珠，这无可厚非。可是我们要认清一个前提，即孩子是独立的，有自己的独立人格，尤其是青少年，他们具备了独立的思维能力，对生命、情感的体验能力趋于成熟，他们所欠缺的，是对事物的全面认知，故而经常走入偏颇的境地。作为家长，应对早恋的问题时，应从孩子的角度出发，理解孩子的早恋行为，肯定孩子的情感，而不是过于粗暴地否定。

培养 孩子的责任心和担当意识

虽然青少年已经具备一定的行为能力，却依然在父母羽翼的庇护之下，并不能清楚地认识到各种选择所带来的后果。父母要重视对孩子的情感教育，让他们知道，爱分很多种，迷恋之爱、浪漫之爱、虚幻之爱都徒有激情，完美的爱离不开责任的支撑，否则只是昙花一现，害人害己。

　　除了情感教育，家长要适当为孩子提供性教育，不要羞于启齿。另外，试着让孩子承担一些责任，譬如可以让孩子做家务、养花、照顾宠物，培养孩子的独立性以及对他人的尊重意识。

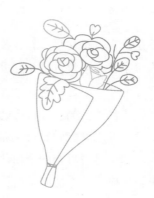

适当 静观其变

　　如果孩子反抗心理很强烈，过度干预只会适得其反。家长们可以先顺其自然，让孩子在不影响学业的情况下，与异性正常来往。孩子之间的情感一般没那么稳定，时间久了，新鲜感消退，有可能会逐渐疏远。

Q3

我的孩子在学校遭 KO 了，我该不该 KO 回去？

最近几年，校园暴力事件层出不穷，这是大多数家长担忧的事情，害怕孩子在校园里受欺负，但我觉得，孩子受了欺负还不敢和家长沟通，才是我们最该重视的问题。家长需要保持与孩子沟通顺畅，才是有效预防、及时制止校园暴力事件的关键。一旦孩子真的遭遇校园暴力，家长要学会正确引导孩子避免受到持续性伤害，并助其树立有效的防范意识。

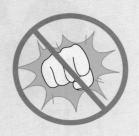

做孩子的坚强后盾

　　校园暴力所导致的悲剧并不仅仅是侵害本身，还有与之相伴的逃课、抑郁、心灵创伤，甚至复仇等。家长们一定要让孩子明白，家长永远是他们坚强的后盾，让孩子们相信父母、相信亲人，一旦他们遇到伤害，要立马向家人求助，家人也会不顾一切保护他们。与此同时，要让他们明白校园暴力是怎么一回事，可以给他们举一些校园暴力的例子，培养他们的防范意识。

　　有的家长缺乏对孩子这方面的教育，导致有些孩子太过单纯，无法分清正常事件与恶性事件的差别，不知道自己的遭遇意味着什么，缺乏起码的防范意识。比方说孩子遭遇了被造谣、孤立等情况时，

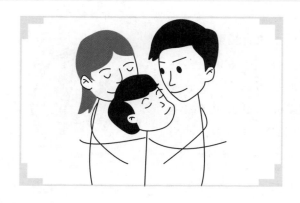

并没有受到具体的人身暴力或利益侵害，可是这类事件对孩子的伤害也极其深刻。有些孩子无法言明自己的遭遇，可能会归因到自身，认为是自己的错。又或者家长在生活中跟孩子疏于沟通，没有建立起信任关系，孩子们面对伤害时，会感到孤立无援。因此，家长一定要让孩子相信，父母是无条件爱他们的，会为他们提供足够的安全感。

教会孩子保持镇定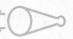

　　面对校园暴力问题时，家长要明确告诉孩子，一定要保持镇定。有些孩子从小在温室长大，遇到此类问题会手足无措，无法反抗，而且有的孩子性格容易走向极端，遇到此类事件时，要么诉诸暴力，要么伤害自己。家长要培养孩子的"曲线思维"——若双方势均力敌，可勇敢反抗；若力量悬殊，不要盲目硬碰硬，要用智慧的方法与坏人周旋，及时利用身边资源保护自己。教导孩子如果遇到伤害，应以最快的速度寻求老师、同学的帮助，甚至报警处理。

了解自己孩子的性格特点

经常被同龄人欺负的孩子，性格往往比较懦弱，偏内向，喜孤独，往往给人以好欺负的印象。这类孩子必然会产生一些消极的自我认知，觉得自己不如别人。一旦孩子有了这些问题，作为家长一定要重视，可以尝试以下的几种做法：

第一

不断增强孩子的安全感，提供良好的家庭氛围，给孩子提供牢固的心理支撑，让他们明白自己并不是孑然一身、孤立无援。

第二

在日常生活中多表扬和鼓励孩子，善于发现孩子的闪光点，不断提高孩子的自信心和成就感。孩子的自我认知有一部分来源于他人的反馈，家长要在生活的细枝末节中提供这些积极的反馈，从而让孩子相信自己是优秀的，具备一些别人没有的优势。

第三

培养孩子的独立性自我。研究表明，具有独立性自我概念的人会比具有相互依赖性自我概念的人具有较高的自尊。独立性自我并不意味着事事自己解决，而是让孩子尊重自己的内心，善于发现自己独特的天分。这样能够培养孩子应对事物的勇气和坚强的性格，以及灵活应变的能力。

第四

一般情况下，这类孩子人际交往能力不是太强，家长要学会引导孩子主动提升人际交往的能力，但切忌逼得太狠，强扭的瓜不甜。有的孩子天性内向，不愿进行社交活动，家长会非常担忧，认为这是个巨大的缺陷，但事情也有好的一面，这类孩子内心世界会比较丰富，也许会在某个方面有很强的学习能力，家长要善于发现和欣赏他们的天赋。最关键的是，教会他们与人交往时应该说什么，如何把握人际交往时的界限感和分寸感，而不是强迫他们去和更多的人社交。

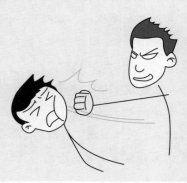

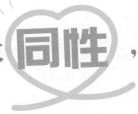

Q4

我发现我的孩子喜欢同性，我该怎么办？

　　如果家长发现孩子表现出喜欢同性的倾向，不必太过担忧，要明白青春期的孩子性取向尚未确定，自我认知容易陷入误区，可能会产生同性依恋。而同性恋主要是由生物遗传因素决定的，与基因的差异、出生前性荷尔蒙的浓度不正常、脑结构的差异有关。同性恋是人类社会中普遍存在的一种性行为模式，它和异性恋、双性恋一起，属于性倾向的三种类型。同性恋不是性取向出了问题，更不是一种心理疾病。

　　通常情况下，孩子们有可能会产生同性依恋的问题。某些时候，孩子产生了同性依恋，由于同性朋友"移情别恋"而伤心痛哭，这也是青春期少男少女的一种情感联结方式，

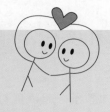

大多数人在青春期都会经历同性依恋阶段。

同性依恋产生的原因包括：

（1）青春期孩子渴望友谊或亲密关系，而家长、老师对异性交往过度压制，使得孩子"曲线救国"，转而向同性寻求依恋；

（2）青春期的孩子正处于性别认同的关键期，容易经历性别同一性混乱，也就是性别同一性危机。这种危机的主要原因来自后天发展，比如父母的养育方式。举个例子，有的家庭重男轻女，将女孩子当成男孩子对待，取名"大壮"，给她剪短头发，会在一定程度上模糊孩子对自己性别的认知，从而表现出同性恋倾向；

（3）孩子把同性恋文化视为赶时髦、标新立异和个性化体现，强化同性依恋行为。

事实上，青春期孩子所谓的"同性恋"，通常只是过渡期短暂的自我认知混乱。青春期的孩子们处于建立自我同一性的重要阶段，难免遇到各种障碍，只要进行正确的干预和引导，就能解决这些问题。

多和孩子沟通

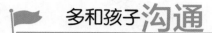

尝试与孩子一起梳理对同性和异性的情感偏好，一起探讨恋爱、婚姻观问题和伦理学知识。只有了解孩子的情感状况，才知道孩子的哪些方面需要干预和引导，才能找准方向，鼓励孩子接纳自己的性别，成为更好的自己。如果孩子出现性别同一性混乱，则要帮助孩子分清他们的性别角色，做好引导和教育。如果孩子仅仅是模仿和跟风，家长们要帮助孩子正确认知自我。

强化孩子的性别认同

强化孩子的性别特质，比如对男孩应夸赞其帅气、多与之讨论运动或军事话题，跟女孩则谈论美妆、服饰等女性话题，夸赞其美丽。另外，鼓励孩子进行适度的异性交往，避免孩子对同性产生过度依赖。

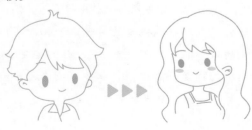

男生　　　　　　女生

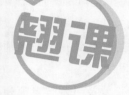

Q5

我的孩子跟某科老师不对付，选择性翘课，我该怎么办？

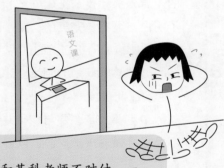

如果孩子仅仅是和某科老师不对付，一种可能是孩子对这个老师有情绪，属于人际关系问题，翘课是孩子表达不满的一种方式；另一种可能是孩子本身对某科学习不感兴趣，借对该科老师不满逃避学习，属于厌学。两种可能性指向的是两个问题，要区别对待。

人际关系问题

　　如果是人际关系问题，要确定问题出在哪里，是孩子对老师的授课方式感到不满，还是孩子觉得老师对自己有偏见？校园虽然是相对较为单纯的环境，也存在着各种冲突，孩子的思维又容易两极化、非好即坏、非黑即白，如果老师说了一些无心之语，孩子又内心敏感，就容易导致孩子对老师有情绪，进而导致翘课的情况发生。

　　此种情况下，家长要及时调解老师和孩子之间的矛盾，引导孩子正确处理和老师的关系，要让孩子明白，人不是完美的，要接纳这个由不完美的万事万物所组成的不完美的世界。当然，如果情况严重，问题出在老师那一方的话，家长就需要和校方沟通，一起解决此事。

　　最重要的是，要与孩子共情，理解他的情绪，不要直接强迫孩子妥协，以避免无形中对孩子造成伤害。

厌学问题

　　如果是厌学问题，孩子跟老师不对付仅仅是借口，翘课的行为反而不是亟须解决的。这里可能有两种原因：一是孩子努力学习这门课，但总是学不好，所以感到挫败。二是孩子对这门课的学习内容完全不感兴趣。两种原因都会导致孩子想通过翘课来逃避问题。如果孩子是第一种原因导致的厌学，作为家长，要引导孩子学会减压，包容自己的不足，耐心寻找更适合自己的学习方法，鼓励孩子大胆试错，以平常心看待成绩。如果孩子是第二种原因导致的厌学，作为家长，要正确引导孩子的学习兴趣，比如，如果孩子讨厌语文，就可以给孩子购买一些文学书籍，让他领略文字的美感，培养孩子的文学趣味；如果孩子讨厌英语，就给他看英文动画教学视频或英语电影。兴趣是最好的老师，要帮助孩子培养起兴趣，才能让他们有学习的动力。

Q6 我喊往东，他偏往西，怎么办？

孩子的心理发展过程中有两个叛逆期，第一个叛逆期发生在两三岁，这个时候孩子动作能力有所发展，自我意识也开始萌芽，产生自主意识，喜欢干自己喜欢的事，加之好奇心强烈，如果家长过分干涉或阻止，孩子会出现逆反倾向。这个时期是孩子与世界互动的阶段，孩子通过行为来试探外界、父母的反应以及行为的后果，从而掌握外界的信息，以此促进自我意识的发展，本质上是孩子社会化进程的一部分，家长无须太多的干预。

第二个叛逆期是青春期，一般在 12 ~ 16 岁。这个阶段的孩子由于对立意识和自我意识日益增强，急于挣脱父母，要"自由"和"人权"，追求精神和生活上的独立自主。加上孩子正处于生理发展显著而迅速的阶段，面对自己身体的变化，不知所措、情绪不稳，父母稍有不合心意的地方，就会产生对抗心理。如果此时父母的管教方式不得当，一味压制孩子，逆反问题就会进一步加重，家长要谨慎对待。在对孩子的整个养育过程中，父母一定要注意"情感储蓄"，即在孩子青春期前储备足够的"情感货币"，才有希望帮助孩子稳定地度过这段叛逆期。

🔊 寻找真正的诱因

　　除了上文所提到的生理、心理发展因素，生活中的许多潜在因素也是导致孩子叛逆的诱因，比如学习上的挫败感、来自朋友或他人的伤害、父母控制欲太强、孩子接触了不良信息等等，家长要有耐心多和孩子沟通，了解孩子叛逆的真正原因。

　　每个家长曾经也是孩子，经历过这个叛逆的年龄阶段，它属于成长的烦恼之一，家长试着理解孩子的同时，应努力寻找孩子叛逆的诱因，才能从根本上与孩子共情。

接纳和理解

　　家长要认识到叛逆是孩子正常的心理现象，是孩子成长过程中必经的阶段，从而接纳、理解孩子。每个人都有过叛逆的阶段，比如曾经风靡一时的摇滚乐、非主流文化、伤痛文学等，都是青年们叛逆的象征，青年们借助这些个性化标签，来反抗世俗逻辑，类似于孙悟空学得七十二变，总要上天入地、翻云覆雨一番。青春期孩子的精力永远是旺盛的，家长要认可这一点，要心平气和地与孩子交流，避免跟孩子针尖对麦芒——针锋相对。

　　另外家长要加强学习，及时更新自己的知识体系，运用切合实际的教养方式来教育孩子。

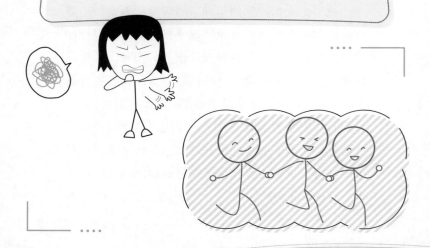

🔊 提供足够的支持

如果孩子的叛逆不是因为生理因素，而是因为外界环境对孩子不友好，家长需要帮助孩子——解决。无论是内在因素还是外在因素，家长都要给孩子提供足够的支持，不要过于否定、压制孩子，要多关心孩子，给他们提供足够的安全感，同时又要适当给孩子一些自由，给他们拔节、抽穗的空间，树干笔直、枝叶干净的树木虽然漂亮，但却难有抵御大风的力量。

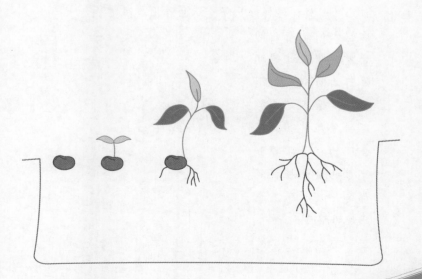

Q7

他见不得别人比自己好，

浑身不舒服，怎么办?

见不得别人好是忌妒的表现，如果孩子的忌妒能够转化为个人成长的动力，也就是善意的忌妒，孩子会通过积极的努力来达成自己的目标，这样的忌妒有正向作用。问题比较大的是恶意的忌妒，即通过破坏性行为将别人拉下马。孩子不完善的逻辑思维能力、不合理的社会比较和父母的负面榜样等都是导致孩子恶意忌妒的原因。

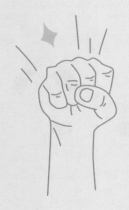

因势利导

　　如果孩子在行为和语言上没有攻击他人的倾向，家长就不必担忧，可以因势利导，给孩子提供一些鼓励和学习资源，将忌妒转变为竞争意识，使之成为孩子前进的动力。

　　忌妒会让孩子意识到自己哪方面的不足，比如，孩子忌妒别人比他成绩好，可能会开始好好学习；或者忌妒别人在绘画方面很有才华，孩子就会希望培养自己某个方面的特长，家长要善于引导，从而让孩子完善自己，孩子自己变得优秀了，自然不会轻易忌妒别人。

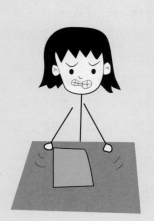

教会孩子去接受

　　斯多葛学派哲学家爱比克泰德说过这样一句话："有勇气去改变那些可以改变的事，有度量去容忍那些不能改变的事，有智慧区别以上两类事。"

家长要让孩子理解到，事物可以分为两种，即可控制的和不可控制的，出身、性别、长相、与生俱来的天赋，这些东西和明天要下雨一样，是不可控制的，而学习的努力程度、对他人的态度、在环境中的行为却是可以控制的，这些可以控制的东西才是自我建构中核心的部分。比方说，一次比赛，你无法控制比赛的结果，但你能够决定在比赛中的表现，以及比赛之前你为之付出的努力。

家长要让孩子知道，大部分人的成功都是靠自己的努力争取来的，要引导孩子去尝试学习别人成功的经验，把精力和注意力的重心放在自我完善上。

以身作则

家庭是人们早期经验的主要来源，家长们对世界的态度和行为方式，会对孩子有潜移默化的影响，在关心孩子时，家长也要自我反省，自己是否有攀比倾向，是否过多地评价他人、过多用物质的标准来衡量他人？

家长要在日常生活中抵制盲目攀比之风，正确看待竞争关系，同时以身作则，在语言和行为上为孩子做表率。

Q8

他告诉我

"全世界都不理解他"，

总感觉自己被孤立，我该怎么办？

　　家长需要先了解清楚孩子是真的被孤立，还是孩子的自我意识太强，与同龄人格格不入，不愿融入班级、集体，主动孤立自己。也就是要分清被动孤立和主动孤立。

　　如果是被动孤立，可能有三种原因：一是孩子以自我为中心、自私、好强、表现欲比较强，引得同学们排斥；二是社交技能差、内心自卑、性格内向、沟通交流能力弱，难以融入集体，所以逐渐被边缘化；三是孩子有特殊个性或行为表现，比如爱打小报告、爱发脾气等。

　　如果是主动孤立，可能是因为青春期的孩子们自我意识萌芽，有了完整、独立的自我概念，每个人的自我概念不同，有可能跟他人的自我概念发生冲突。家长需要了解，孩子跟外界发生冲突的认知点在哪里。比如，所有人都认为某件事情是不对的，孩子却认为那是正义的、理所当然的，或者相反。孩子若质疑集体的某个价值观，那么就必然会主动远离集体，逃避集体活动，家长要了解孩子"被孤立"的成因。

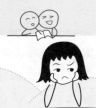

理解孩子的痛苦

　　家长要理解孩子的痛苦，站在孩子的立场，安慰孩子，帮助他摆脱消极情绪。如果问题不是出在孩子身上，家长就更要给孩子提供心理支撑，理解孩子面临的困境。个人和集体间有冲突是难免的，青春期是建构认知体系的关键时候，家长要明白孰是孰非，如果自己的孩子是正确的，一定要支持孩子，守护孩子的价值观。

引导**孩子**自我调整

如果问题是出在孩子身上，家长不但需要理解孩子，而且要帮助孩子寻找被孤立的原因，找到短板，让孩子建立正确的、完善的认知体系，从而进行自我调整，更好地融入集体。

这涉及个性与共性、个体与集体的关系问题，家长们一定要认真对待，因为这个阶段形成的认知，会对孩子的一生都产生重要影响，要尽量做到在不泯灭孩子个性的同时，让孩子对集体生活有正确认知，从而让孩子能更好地融入社会。

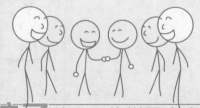

让**孩子**从自己的世界中走出来

家长要认识到被孤立的孩子人际关系可能会出现某些问题，要时常教给孩子一些人际交往的技巧，让孩子从自己的世界中走出来，引导孩子认识新朋友、建立同龄人之间的友谊。

Q9

友谊的小船说翻就翻，孩子**不敢相信任何人**，甚至觉得别人会加害于他，我该怎么办？

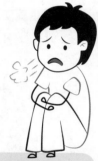

不相信任何人，说明孩子自我防御过度，缺乏安全感，这是长期压抑自己、情绪紧绷的表现。家长要从亲子关系、学习压力和人际关系等方面入手，看孩子哪个方面出了问题。孩子的压抑情绪会导致他对各方面都比较敏感，长此以往，人际关系方面会出现很大问题，不利于身心健康发展。

理解孩子的压力和恐惧

家长要理解孩子的痛苦，设身处地地站在孩子的立场考虑问题，不能只是根据一般的是非观来处理问题，避免对孩子有误解。在理解孩子的基础上，循序渐进地教会孩子一些人际交往的技巧，让孩子更好地适应与同龄人交往的方式。

给孩子减压

家长要学会给孩子减压：如果是学习压力问题，要引导孩子掌握正确的学习方法，强调过程大于结果，引导孩子不要太专注于单方面的得失；如果是人际关系问题，要教会孩子基本的人际关系技巧，帮助他们建立正常的人际关系，让孩子试着信任他人。

如果信任他人对孩子来说很困难，也可以从最简单的做起，如照顾动物或宠物，让孩子和周围的世界产生感情，用有情的眼光看待他人、万物。

让孩子学会友善和包容

孩子感到世界充满了危险，认为每个人都有恶意，这会让他对待他人时表现出极强的警惕心，从而导致人际关系恶化。家长要让孩子主动学会友善和包容，不要过度揣测他人的态度，试着让孩子主动帮助他人，从而让孩子感受到友善的回馈，孩子帮助他人越多，感受到的善意就越多，慢慢地就会对他人放下过度的警惕。

Q10

他**不飙脏话**就**不会说话**，我该怎么办？

@#bala!

孩子爱说脏话，主要有以下三种情况：第一是模仿性脏话，别人说的时候，他觉得好玩，跟着模仿；第二是习惯性的脏话，孩子因长期得不到关注，说脏话是为了吸引别人的注意，久而久之成为习惯；第三是有意识的脏话，孩子对特定的对象说脏话，是有意识去说的。当然也有些孩子受了欺负或与同学发生矛盾时，通过说脏话来发泄自己的不满，从而减轻压力。

营造良好的家庭环境

家长以身作则，给孩子营造良
好的家庭环境，不给孩子学习脏话的
机会。同时留意孩子的校园生活，看孩子是
否有具体的模仿对象，帮助孩子认识到说脏话
是不对的，让孩子远离不良的信息源。模仿是孩子
的天性，也是一个学习的过程，所以成长环境对孩子来
说非常重要，家长们一定要给孩子提供一个更加良好的
成长和学习环境。

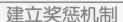

建立奖惩机制

家长要多关注和关爱孩子，肯定孩子的其他优点，
及时表扬孩子讲文明懂礼貌的表现，必要时可采取一些
惩戒措施，来制止孩子的说脏话行为。久而久之，孩子
发现说脏话的行为并不能带来有利的反馈，就会逐渐戒
掉说脏话的习惯。

引导孩子学会自我控制

引导孩子学会宽容他人，降低对他人的要求，和
别人产生摩擦时，尽量保持平和，试着用转移注意
力的方式摆脱负面情绪，让孩子学会自我控制。

Q11

我的孩子填高考志愿的一个标准就是离父母**越远越好**，我该怎么办？

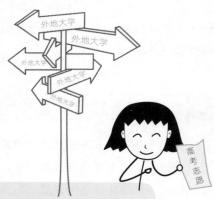

　　这可能是家长控制欲太强，孩子产生了逆反心理。随着孩子长大，他们的自我意识越来越强烈，渴望独立，渴望自由，从而迫切希望摆脱家长的束缚。这个时候，家长如果过度干涉孩子，孩子的逆反心理就会更加严重。在权威型家长照顾下的孩子身上，这类情况比较明显。

反思亲子关系

这个时候的家长首先要做的不是关注孩子离你的距离远近，而是反思自己的亲子关系是否出了问题。如果孩子不是为了挣脱家人的束缚，而是为了更好地独立生活，家长就需要考虑是否是自己对孩子产生了依赖，如果是这样，就要学会自我调节，接受孩子已长大，我们不可能一直把孩子拴在身边的现实。

孩子长大了，家长应该把注意力集中在其他方面，而不是把孩子的生活当成自己的事业和心理支撑，否则孩子和父母双方都会感到透不过气。

给孩子空间

家长要学会在日常生活中"放手"，给孩子空间，尊重孩子，不过多干涉孩子的选择，这有助于培养孩子的独立能力。孩子跟父母并不是从属关系，他们是具有独立思维能力和行为能力的个体，家长需要让他们自己去承担自己的人生，而不是把他们放在眼皮底下，事事代劳。

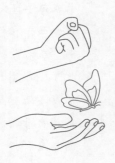

换位思考

家长需要强化亲子沟通，多换位思考，理解孩子对自由和独立的渴望，多给孩子表达自己观点的机会，理解孩子的内心需要，不用亲情绑架孩子。

Q12

我的孩子总是对我们出言不逊，甚至具有攻击性，我该怎么办？

　　孩子出言不逊，甚至对父母有攻击性，可能有多个方面的原因。首先，不一定是家长或孩子自己的问题，也有可能是外部因素，比如孩子在外面受到了他认为的不公平的待遇，或者是孩子最近在和同龄人的交往中接收了一些不良信息，感到压抑、憋屈，从而不友善地对待父母甚至他人。其次，如果是孩子自身的问题，家长要关注孩子对待他人的态度和行为方式，会不会是孩子认知出现了偏差，导致性格暴躁、易怒，又或者是孩子对父母产生不满和敌意，故意为之。最后，家长需要反思自己的教育方式：是否过度控制、训斥孩子？是否经常只凭感觉做事，独断专行，无节制地干预、命令孩子，常常以"你应该……""你不可以……""你必须……"这种语言模式教育孩子？是否经常体罚、责骂孩子？孩子到了青春期，自我概念会非常强烈，如果家长还是以居高临下的模式与孩子相处，势必会硬碰硬。家长要多和孩子沟通，弄明白孩子不满的根源，及时做出调整。

接纳 和 理解

　　如果是外部因素，家长要接纳、理解孩子，不管孩子表现出什么样的行为，家长都要明白这是孩子表达自己愤怒的方式。每个人在生活中都会遇到一些挫折或不公正待遇，成年人可以自己消化负面情绪，但孩子却缺乏这方面的能力，只能通过对外发泄来排解，家长要多和孩子沟通，引导他们倾诉出来。

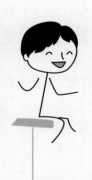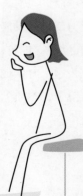

引导 孩子理解父母

如果问题出在孩子身上，家长在接纳、理解孩子的同时，也要帮助他们建立正确的认知体系，尝试让他们理解他们自己的某些做法，以及这些做法可能给别人带来的感受。同时也要让孩子知道，不是人人都会把他们当成世界的中心，父母可以理解他们，但不能凡事都顺着他们。

承认 自己的过失

如果是家长教育方式的问题，家长要承认自己的过失，向孩子表达歉意，学会平等地对待他们，从而让孩子放下怨恨。孩子在很小的时候，无力反抗，只能一味忍耐，到了青春期以后，有了自我意识，开始学会反抗，这个时候他们其实就是家长的一面镜子，本质上是在回馈父母的不当对待。

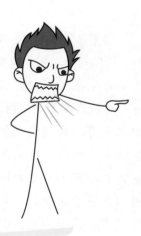

Q13

我的孩子有**暴力**倾向，

打架斗殴，我该怎么办？

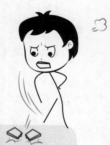

孩子产生暴力倾向，和孩子自身、同伴群体、家庭环境、学校压力和社会环境等都有关系。具体来说有如下几种可能：

第一

孩子有严重的自卑感，担心别人嫌弃自己，这种怀疑、敏感容易导致孩子产生对自己、对外界的愤怒，加上缺乏谦让包容的心理，容易看不惯他人，可能喜欢用拳头来解决问题。

第二

孩子接触了不良的伙伴、群体，特别是有煽动性的群体，孩子为了体现哥们儿义气或姐妹情义，以及展示自己的归属感和群体凝聚力，做出冲动行为。

第三

家庭氛围不融洽、家庭自然结构破坏、家庭成员敌对等，都可能对孩子产生影响。

第四

学校的管教方式、校风班风、师生关系，及学业压力、考试压力也是导致孩子有暴力倾向的潜在因素。

第五

媒体对暴力事件的报道可能会改变孩子对世界的知觉，导致孩子的攻击倾向。

第六

从生理层面来讲，青少年的前额叶皮质和杏仁核尚未完全成熟，如果甲状腺分泌过多，也会导致青少年情绪冲动，行为上有暴力倾向。

营造和谐的家庭氛围

家庭是孩子性格养成的基础，孩子会无意识模仿父母的语言和行为方式。父母要做好榜样，在生活中谨言慎行，少发脾气，多关心孩子的日常起居，给孩子营造一个和谐愉悦的家庭氛围，引导孩子学会平和地沟通。如果有时间，也可以组织一些家庭活动，比如全家一起野餐、看电影、郊游，让孩子感到自己生活在稳定、平和的环境里。

与孩子交流的过程中，家长要避免跟孩子产生冲突、避免唤醒孩子的愤怒情绪，也要杜绝棍棒、刀具之类的攻击线索，减少对孩子的刺激。

加强亲子沟通

如果孩子经常打架斗殴，从侧面说明了家长疏于管教，对孩子的关心不够。家长要多匀出时间来陪孩子，加强亲子沟通，听他们诉说自己的烦恼、压力，尝试了解孩子的内心，探明问题的根源在哪里。如果是外在因素，家长要劝导孩子远离不良群体，减少恶性事件，或者帮助孩子处理发生在学校里的冲突事件，同时教会孩子宽容、大度，避免事态恶化，引导孩子更好地进行人际互动。

引导孩子加强体育锻炼

　　家长可以带着孩子一起多做运动，分散孩子的注意力及消耗孩子的过剩精力，同时也能利用这段时间多陪孩子，促进交流，引导他们摆脱不良情绪。

　　家长要注意，不要让孩子用暴力发泄的方式疏解愤怒，要引导孩子学会合理地释放压力，保持内心的平静，比如加强体育锻炼，多参加课外活动，一有愤怒情绪就尝试转移注意力，不要沉浸在情绪里。

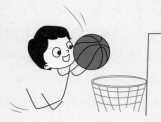

引导孩子用平和的方式解决问题

　　人与人之间的大部分冲突，都是可以通过沟通来解决的，家长要培养孩子的耐心，让他们善于倾听、理解。暴力只会让事情变得更糟，家长可以利用一切可利用的暴力事件信息，跟孩子理性地探讨这些事件的成因、后果，以及合适的解决渠道，从而引导孩子学会用平和的方式解决问题。

　　如果孩子屡教不改，家长要思考一下是否抓住孩子问题的本质，可以增加一些惩戒措施，用外力来约束孩子，同时加强精神、道德的教育，培养孩子的目的性思维和克制力，帮助孩子树立正确的价值观。

Q14

孩子有"愤青"情结，我该怎么办？

进入青春期以后，由于孩子的自我意识不断增强，逐渐形成完整的认知模型，对事物有了自己的看法，本能地对家长的权威有了逆反心理。同时正值新媒体时代，各种杂乱的信息高速传播，孩子在接触网络时不可避免地会接触到一些过于偏激的信息，他们不懂甄别，久而久之，就有了"愤青"情结。面对这种情况，家长不必过于担忧，也不要强加干预，而应循序渐进地引导孩子走出极端情绪。

提供抱持性环境

不要试图扭转孩子的看法和观点，当孩子意识到父母将要说服自己改变观点时，就会变得更顽固。家长要理解、包容孩子，给孩子提供抱持性环境。当孩子感受到的幸福越多，对世界的不满和愤怒就会越少。

人们的愤怒情绪大多来源于对自身或环境的不满，如果家长能尽可能增强孩子的幸福感，必然会让孩子的愤怒情绪减少，这是一个此消彼长的过程。

给孩子提供足够的信息资源

家长弄清楚孩子愤怒的对象后，可以尽力搜集一些相关的信息，给孩子提供更可靠的信息来源。如果有条件，可以给孩子提供可信的沟通者，比如他敬佩的长辈或者老师，孩子接受了更客观、更全面的信息，开阔了眼界，会意识到自己原来的观点的片面性，从而克服偏见。

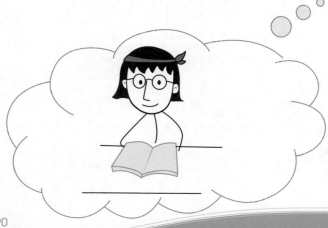

引导孩子寻找自己想要的生活

　　乔布斯说过："你的时间有限，所以不要为别人而活，不要被教条所限，不要活在别人的观念里。不要让别人的意见左右自己内心的声音。最重要的是，勇敢地去追随自己的心灵和直觉，只有自己的心灵和直觉才知道你自己的真实想法，其他一切都是次要的。"

　　人的一生很短，不应该浪费在无意义的抱怨和愤怒中，家长要引导孩子脱离宏观视角，减少对环境的关注，坚定地寻找自己想要的生活。如果孩子依然坚持自己的观点，家长也可以鼓励孩子努力学习、提升自己，有了能力后再改变环境。

Q15

我发现孩子有成为"自恋狂"的倾向，我该怎么办?

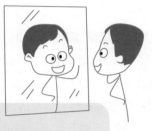

　　以自我为中心是孩子成长过程中不可避免会出现的一种倾向，是一种很正常的现象。孩子们一开始的时候大多不把自己当作环境中行动的主体，而是当作被自己或他人所注意的客体，这是每个人要经历的自我觉察。自我觉察使人们按照某个标准来评估自己，同时引导个体不断调整自己，以达到这个标准。自恋的问题在于孩子的注意力过分集中于自身，忽视了标准的存在，或者将自身的状态视为一个完美的标准，家长如果不及时干预，可能会导致孩子越陷越深，最终发展为极端的自我中心，出现心理和行为的失调。

青少年过度自恋，可能的原因有：自我意识发展所致的假想观众效应；自我意识膨胀所导致的"个人神话"；从小被溺爱或受到以自我为中心的父母影响等。

扩大孩子的社交范围

家长可以通过帮助孩子扩大社交范围，认识更多的朋友，来让孩子认识到自恋的不当性，在这个过程中，孩子可以通过别人对他做出的反应，也就是反射性评价，来认识自己，从而影响孩子的自我概念。

孩子对自己的认知有一部分来源于他人的反馈，尤其是同龄人的反馈，家长可以让孩子跟更多同龄人交往，以搜集这些反馈的信息，帮助孩子认识他人眼中的真实的自己。比如，如果孩子认为自己极其聪明，是个天才，而实则不然，那么他在和同伴的交往过程中就会受到质疑或纠正，从而促使他调整对自己的认知。

反省自身的教养方式

人们对自己的认识大部分来源于社会，家庭和学校是孩子社会化的主要途径，父母、老师以一种特定的方式对待孩子，孩子通过这些人的态度来认识自己。如果父母自身存在以自我为中心的行为模式，或者过分溺爱孩子，就会导致孩子对自己的认知出现偏差。所以，如果孩子过度自恋，家长就需要反省一下自己的教养方式是不是有问题，如果有，一定要及时调整。

引导孩子适当与强者比较

社会有助于人们进行正确的自我了解和自我评估，以及树立自我觉察的标准。家长可以引导孩子和更优秀的人比较。比如，如果孩子自恋于自己的运动能力，那么家长就要让孩子看到运动能力更强的同龄人，从而让孩子意识到自己并不是最优秀的，就会认识真正的自己，甚至可以更努力地完善自己某些方面的能力。

带领孩子参加公益活动

最后，家长要引导孩子养成为他人着想的习惯，善于理解他人、尊重他人、帮助他人和关心他人。比如，可以多带孩子参与一些公益活动，做一些志愿者服务，感受为他人服务的快乐，从而避免他们过于关注自己、沉浸在自己的世界里。

Q16

偷看了孩子的日记，被他发现后，亲子关系该何去何从？

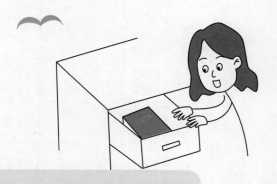

　　家长偷看孩子的日记，本身已侵犯了孩子的隐私权，破坏了孩子对家长的信任，这是家长的问题，家长要通过温和的做法来修复亲子关系。

耐心等待孩子的情绪平复

当孩子已经发现家长偷看了自己的日记后，家长先不要急于表态以请求孩子的原谅，更不要当孩子的面谈论日记里的内容，或是借孩子在日记中暴露的心理或行为问题攻击孩子。家长需要把孩子当成独立的个体来看待，尊重他们的感受，要耐心等待孩子的情绪平复，切忌流露出"理所当然"的情绪，那只会恶化孩子对自己的观感。

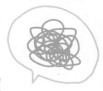

及时道歉

待孩子情绪平复后，家长要及时向孩子诚恳地道歉，表明会为自己的错误承担后果。如果孩子一直不肯原谅，家长也不要恼怒，继续耐心等待，不要急于化解矛盾。

🔊 梳理边界

　　如果家长和孩子的依恋关系一直是平稳、祥和的，家长往常也很尊重孩子，孩子没有理由会记恨父母。孩子原谅家长以后，家长要和孩子一起梳理双方之间的边界，要明确哪些区域是家长不能触碰的，做到了解孩子的底线。

🔊 家长应学会放弃自己的控制欲

　　家长关注孩子的一举一动，这本来无可厚非，但难免会有越界的时候，此时家长要明白，孩子并不是自己的附属品，他们有自己的想法和意愿，家长要学会放弃自己的控制欲，学会尊重孩子，与孩子保持良好的信任关系，争取营造出一个相互尊重的家庭环境。

　　要记住，孩子越信任你，你对孩子的了解就越多。

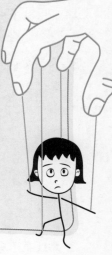

Q17

发现孩子留的纸条，上面写着

"我太累了，不想学了"，

传说中的厌学猝不及防降临了，我该怎么办？

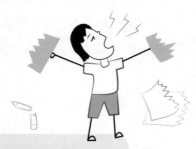

孩子出现厌学，可能有以下几个原因：

（1）内在动力缺失，把学习当成苦差事，长期受这种负面情绪的影响，产生厌学的心理；

（2）学习目标过高，因完不成而产生厌学问题；

（3）对学习的内容不感兴趣；

（4）家长的压力，导致孩子对学习产生恐惧；

（5）学校、家长、老师教学方式的单一，导致孩子厌学；

（6）老师不当的惩罚，特别是当众惩罚，伤及了孩子的自尊心，导致孩子的逆反心理；

（7）成绩好的孩子往往很要强，自尊心强，有时会因为心理承受不了一次成绩的下滑或者考试的失误而厌学，特别是有些家长这个时候不是安慰孩子，而是横加指责，只会加重孩子的厌学情绪。

让孩子认识到学习的意义

华罗庚说过："在寻求真理的长河中，唯有学习，不断地学习，勤奋地学习，有创造性地学习，才能越重山跨峻岭。"

读史使人明智，读诗使人灵秀，钻研数学使人思维缜密……凡有所学，皆成性格。家长要让孩子知道，学习不但能让人认识自己，找到自己的人生目标，同时也能让人开发自己的潜能，创造更多的可能性，从而发展自我、成就自我。

学会给孩子减压

　　家长可以帮助孩子制定合理的学习目标，布置适量的作业或任务，尽量减少孩子的压力和负担。

　　压力在一定程度上固然有助于进步，但孩子的抗压能力不如成年人，承受的压力一旦超过一定值，会产生逃避心理，家长要认识到这一点，在孩子可接受的范围内督促孩子学习，同时尝试寓教于乐的方式。初、高中阶段，学习的强度会非常高，家长应提早培养孩子的时间管理能力，使他们能自主地区分轻重缓急，主次分明地安排自己的学习任务。家长做好后勤保障工作，在孩子有限的休息时间里，帮助孩子减压。

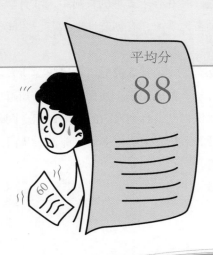

平均分
88

培养孩子的学习兴趣

　　家长要肯定孩子的学习能力，让孩子感到自己可以战胜学习上的一切困难，同时引导孩子掌握正确的学习方法，善于思考，而非被动接受知识，以此提升学习的效率。孩子在学习中有了成就感，就会有学下去的兴趣。

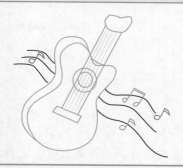

肯定孩子的苦恼

　　有很多成年人用功利性的眼光看待学习，这会让孩子产生逆反心理。如果问题出在老师和学校方面，家长要肯定孩子的苦恼，跟孩子充分沟通，让孩子的情绪得到释放，之后引导孩子正确认识学校和老师的问题。同时，家长也要避免用功利性的眼光看待孩子以及孩子的成绩，不把考试的分数作为衡量孩子好坏的标准。

Q18

孩子的 "妈妈，我不想，我不想，不想长大"

这个愿望越来越迫切，怎么办?

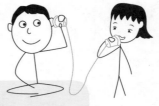

　　不想长大是孩子面对困难时的退缩行为，是缺乏自信的表现，这和父母的教育方式密切相关。这种情况可能有两个原因：一是当孩子遇到挫折时，家长没有及时提供力量支撑，让孩子产生挫败感，自尊心受到伤害；另一个可能是父母对孩子的生活过度干预，让孩子对父母产生依恋，在遇到困难时缺乏经验和勇气，从而表现出退缩和逃避。

　　家长要审视自己的教育方法，如果发现自己对孩子包办太多，就要及时修正，让孩子有机会自己面对问题和解决问题。

提供情感支持

很多家长过分强调社会的"成功文化"，导致孩子对失败和挫折产生排斥心理。家长要避免给孩子传递太多世俗压力，多鼓励、肯定他们，提升孩子的自信，为他们营造稳定、有序的生活环境。通过有序的环境，孩子会获得心理支撑，从而建立起内心的秩序，才能用理性、积极的眼光看待问题。

引导孩子正确地评估自己

孩子缺乏自信，家长可以尝试培养孩子的"自我复杂性"，以此帮助孩子正确评估自己的能力和某件事情的难度，做到力所能及。一些人通过一个或两个占优势的方面认识自己，而另一些人则把对自己的认识建立在很多个方面。举例来说，李明认为自己的主要身份是学生，就会把全部的注意力放在自己的学习成绩上，一旦学习受挫，就会大受打击，而韩雷则采取更复杂的方式来认识自己，她通过学生、女儿、少先队队员等不同身份来认识自己，那么韩雷就算遭遇学习上的挫败，也不会认为这是非常严重的事，因为她还有很多其他优秀的地方。积极的

歌唱比赛得第一

"自我复杂性"有助于孩子缓解生活中的压力。

提升孩子的实践能力

　　让孩子认识到自己有很多优势可以去发展之后，家长就可以引导孩子做一些他力所能及的事情，提升他的实践能力以及独立性，教会孩子应对问题的能力和技巧，让孩子对生活有掌控感。这方面，家长可以给予适当的挫折教育，挫折教育并不是指人为给孩子制造挫折和磨难，而是让孩子学会在挫折中保持积极的心态，懂得迎难而上，或是吃一堑长一智。

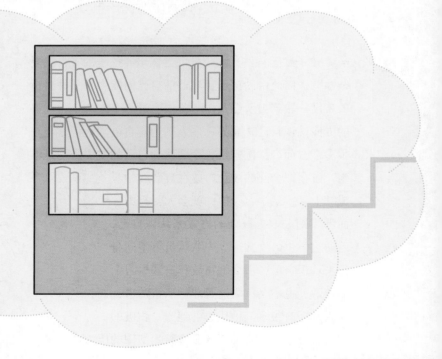

Q19

我的孩子**输不起**，
对成绩敏感到极致，
我该怎么办？

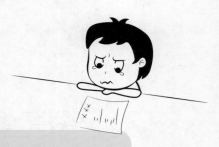

　　孩子输不起的最大的原因是缺乏挫折教育，没勇气面对自己的"不完美"。遇到这种问题的孩子，往往在小学阶段是"学霸"，他们已经摸索出一套适合自己的学习方法，在一片赞美声中过关斩将升入初中，没有经历过挫折。而初中的学习模式与小学阶段又有所不同，如果"学霸"还是抱着自己固有的学习方法，不做出调整，势必很难适应。要解决这个问题，家长自己要知道，并且也要教孩子学会把犯错误看作一个让人兴奋的学习机会，出了问题不重要，重要的是可以借此机会提高自己解决问题的能力。大人能用"你犯了一个错误，太好了！看我们能从中学习到什么？"这个语言模式来引导孩子，表明自己会和孩子站在一起，一起面对问题，同时给予孩子力量。

教会孩子"勇于不完美"

家长可以学习简·尼尔森《正面管教》中矫正错误的三个"R"，用教会孩子"勇于不完美"的方法来引导孩子。

矫正错误的三个"R"：

（1）承认（Recognize）——"啊哈！我犯了一个错误！"

（2）和好（Reconcile）——"我向你道歉。"

（3）解决（Resolve）——"让我们一起来解决问题。"

增强孩子的自信心

　　孩子太过看重成绩，对成绩过于敏感，很大一个原因是缺乏自信，家长可以引导孩子去拓展他们其他方面的特长，提升他们积极的自我效能。家长要让孩子知道，成绩并不是判定他们价值或好坏的绝对标准，他们应该树立起对自己的信心，不轻易顺从外界，不用功利性的指标来衡量自己。学习这件事，重要的是学习的过程而非结果，家长可以试着引导孩子在学习中发现乐趣，同时培养多方面的爱好，找到更多的成就感和价值感。

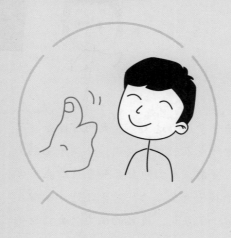

Q20

我的孩子面对升学压力时严重焦虑，

总担心有不好的事情发生，我该怎么办？

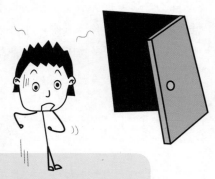

孩子升学压力过大，最大的可能是孩子自己、老师或家长期待太高，让孩子感到力不从心。当前，我们的社会和家庭都在升学方面给了孩子太多压力，对于还处于心智发育期的孩子们来说，过大的压力只会让他们承受不住。

调整期望值

家长试着调整期望值，同时引导孩子调整对自己的期望值，在孩子能力范围内制定一个适中的目标，不给孩子过大负担。尽量不要让孩子太关注别人的学习状态，保持自己的节奏就好，而不是花太多时间内耗和焦虑。

给孩子提供支持

家长要多鼓励、开导孩子，让他看到自己的进步。当孩子遇到学习上的挫折，压力过大时，家长要多跟孩子沟通，善于倾听并支持孩子。

引导孩子释放压力

适当的运动、艺术或娱乐活动是释放和缓解压力的有效方式，比如采用跑步、跳绳、散步等方式舒缓情绪，也可以让孩子通过写日记、画画、听音乐来释放压力。

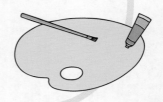

Q21

我的孩子一到重要考试

腹泻，

我该怎么办？

　　孩子每逢重要考试就腹泻，有可能是孩子对自己要求太高、压力太大，或是家长在分数上对孩子有太高的要求，导致孩子过于紧张，所以一到考试就出现了躯体反应——腹泻，这属于明显的焦虑情绪反应。

平和看待

家长先不要紧张，尽量平和地对待这件事，因为情绪是会传染的。在生活中，父母要尽量保持情绪的稳定，如果家长对考试过于看重，也会把这种焦虑情绪传染给孩子。家长需要降低自己对孩子的要求，心平气和地告诉孩子，考试不是什么大事，学习的过程比结果更重要，让孩子定下心来，把考试当成对学习效果的检测，而非考核。

缓解孩子的焦虑情绪

家长可以尝试一些方法舒缓孩子的心情，释放他的压力，比如与孩子一起做一些放松的游戏、听一些舒缓的音乐，哪怕全家人一起出去逛逛街、吃吃饭，也能起到缓解压力的作用。

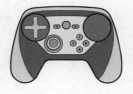

寻求积极的治疗

如果孩子的躯体症状过于严重，家长就需要带孩子及时就医，寻求心理医生的帮助。

Q22

我的孩子突然变了个人似的，**易激惹，**我该怎么办？

愤怒是攻击行为的一种情绪准备状态，孩子易激惹，有可能是长期精神或神经的紧绷，也有可能是遭遇了挫折、伤害等厌恶事件。简单来说，主要有如下几个原因：

（1）处于青春期的孩子，情绪上通常表现出强烈的冲动性，情绪调节能力弱，自控力差，再加上身体发育导致的激素水平的变化，更易情绪化，另外，睾丸激素水平上升和 5- 羟色胺的缺乏，也会增强个体不良情绪的体验；

（2）气候、季节变化会成为愤怒情绪的诱发因素，香烟味、空气污染、炎热等环境因素，也会导致短时的情绪变化；

（3）孩子遭遇了外界的攻击，引发了疼痛、受辱等不良体验，这些体验唤醒了孩子的愤怒情绪；

（4）受影视作品、网络视频等影响，观看一些暴力的行为，可能会让孩子释放敌意，比如在观看一则有关儿童受害者的社会新闻后，孩子可能会对他人的行为做出更富有敌意的解释。

梳理 刺激源

家长要先找到孩子情绪变化的原因，逐个解决孩子可能面临的困境。如果是外界伤害，家长要尽己所能地支持孩子，协助孩子应对可能遇到的问题，抚平孩子内心的创伤，努力为孩子营造安全的生活环境。如果问题出在孩子自身的认知方面，家长要帮助他们调整心态，避免单一的、极端的思想。

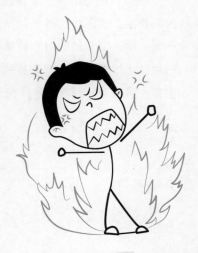

鼓励 分析法

家长可以鼓励孩子去推理他们接收到的信息，让孩子学会批判性思维，懂得区分真实和戏剧，避免不加选择地接受外在观点；遇到问题不要情绪化，要分析因果，观察利弊，控制偏执倾向。在这个过程里，家长要避免挑起亲子间的战火，更不要惩罚、质疑孩子，而是尊重他们，引导他们去思考客观现实。

制止 攻击行为

愤怒往往会引发一系列攻击行为，攻击行为包括外向攻击和内向攻击，前者是指孩子对伤害他的对象做出复仇举动，或是选择无关的、安全型的对象转移怒火，后者是孩子用自我伤害的举动来发泄愤怒情绪。无论是哪种攻击行为，都会给孩子自身造成伤害，家长需要观察、陪伴孩子，及时制止孩子的攻击行为。

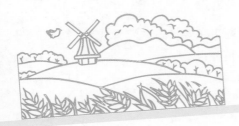

家长可以多带孩子外出游玩，避免他反复体验愤怒情绪，杜绝刺激源，让孩子的身心都忙起来。在这个过程中，家长自己也要做好表率，给孩子做一个情绪平稳的榜样。

教会 孩子自控

在教育方式上，家长可以试着引导孩子提高对自身行为的控制能力，避免过度溺爱，让孩子知道，每个人都要为自己的一言一行负责，不应随意给他人增添负担。家长要有策略地培养孩子的法律意识，让孩子知道，公民年满 14 周岁，在民事法律方面虽没有特别的法律意义，但在刑事法律方面具有标志性意义。已满 14 周岁但不满 16 周岁的孩子处于"相对负刑事责任年龄"阶段，如果因为情绪管理问题做出过激行为，很可能是要负刑事责任的。

最后，家长也要教会孩子调节情绪的方法，比如听音乐、运动、增加人际互动等，都是缓解不良情绪的有效方式。

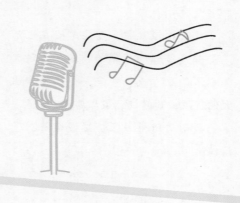

Q23

我的孩子成天都神经紧绷，把自己搞得疲惫不堪，我该怎么办？

孩子神经紧绷，可能是他在生活上经历了一些痛苦体验，比如学业压力过大，遭受了别人的敌意或侵害，或是生活中出现了较大的变故，如转校、父母离异、亲人去世等。家长要耐心陪伴孩子，慢慢缓解孩子的紧张情绪。

寻找孩子紧张的原因

　　首先，家长要帮助孩子寻找紧张的根源在哪里，梳理孩子近期学习和生活上遇到的问题，明确到底是什么在加大他的压力值。梳理出结果以后，分轻重缓急来进行调整。先把紧急且重要的事情处理好，不重要且不紧急的事情放在最后，甚至有些事情可以直接放弃。其次，家长也要反省自己，看有没有过多控制、干预孩子，或是对他的期待太高，给孩子造成了压力。太多家长把对自己未竟的心愿强加到孩子身上，非但不利于亲子关系，也会对孩子的心理健康造成影响。

杜绝完美主义

　　家长需要让孩子知道，很多事物都不会以人的意志为转移。我们并不能事事要求完满的结果，不能因为天天浇水，就要求种子长得又高又壮；不能因为我们有所付出，就要求外界给予我们同样的回报。我们能控制的东西其实很少，只有去做，尽人事，听天命，改变我们能改变的，接受我们不能改变的。

　　家长应试着让孩子降低对自己和外界的期待值，心态从容一点，如果生活中遇到的挫折太多，可以试着寻求一些解压的方式。

帮助孩子寻找摆脱紧张情绪的方法

　　除了在心态上卸载负荷，家长也需要帮助孩子寻求切实的方法，以杜绝紧张情绪的累积，比如可以带孩子出去旅游、爬山、远足，甚至到没人处呐喊，都可以起到解压的作用。

　　在学习上，要让孩子注意劳逸结合，不管多忙，也要学会休息，不会休息的人就无法提高效率。

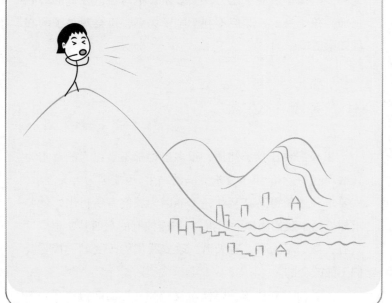

Q24

我的孩子最近情绪低落，

不是在哭，就是

在去往哭的路上，

我该怎么办?

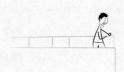

情绪低落、容易哭是抑郁情绪的表现，说明孩子抑郁情绪已经有些严重，孩子能够哭出来，其实也是他释放压力的方法。

防止孩子患抑郁症

从出现抑郁情绪到被确诊为抑郁症还有一段距离，但是家长一定要注意防止孩子的抑郁情绪进一步恶化，必要时须采取药物治疗。家长发现孩子抑郁后，不要试图做太多的事，可以先陪伴孩子，注意他的言行，不给他施加太多压力，寻找孩子感兴趣的事，帮助他转移注意力。如果情况已经很严重了，就需要医生介入，对孩子进行心理疏导。

陪伴孩子

这个时候的孩子内心肯定有很多痛苦的事情，作为家长，默默地陪伴和支持孩子是很重要的。首先，家长可以采取转移注意力的方式，比如可以经常陪孩子散散步、逛逛街，周末带孩子出去游玩一下，舒缓他的情绪。其次，家长也需要尝试和孩子沟通，找到其痛苦的根源，在理解孩子的基础上引导他合理地处理问题。最后，多鼓励孩子参加一些群体性的活动，多结交朋友，通过人际互动，感受群体的生机和活力，从而走出负面情绪。

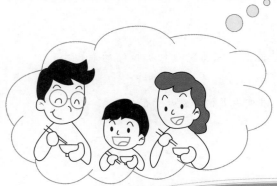

Q25

我的孩子总质疑活着的意义，总想着跟死亡有关的事情，我该怎么办？

当孩子出现这个问题的时候，说明孩子压抑的情绪已经持续很久了。长期的压力，或者孩子感受不到来自身边的爱和朋友的关心，体验不到人生的快乐和生活中的乐趣，就会导致孩子开始思考活着的意义。作为家长，先要审视自己，是否疏忽了孩子，让他们感受不到自己付出的爱？家长要想办法传递给孩子爱，同时要确认，这种爱是孩子需要的，而不是父母强加的。很多父母打着爱孩子的旗号，不断增加孩子的压力，这是不可取的。

给孩子宽松的环境

孩子如果长期处于高压环境，不但会阻碍他的发展，也会让他感觉不到生命的意义所在，因为外界的一切都在挤压他、损害他，从而使他养成消极的、逃避的人生态度。作为家长要知道，我们成年人尚且无法忍受没有关爱和乐趣的生活，何况孩子。家长应该给孩子提供宽松、幸福的环境，让他们感受到生活的乐趣，重拾往前走的信心，从而对生活产生眷恋。

表达关爱

太多家长忙于生计，没有时间陪伴孩子，这可能会给孩子的心理健康造成一定影响。举例来说，比起健全家庭里的儿童，留守儿童的心理问题更为常见。而有些父母尽管和孩子一起生活，却没有尽到父母的责任，依然让孩子感到"无枝可依"。

虽然人生是孤独的，孩子总有一天会离开父母的庇佑，承担自己的命运，但人们在孩童时体验到的情感关系，却能够决定他们今后面对生活的态度。"幸运的童年可以治愈一生，不幸的童年用一生来治愈"，太多孩子从小缺爱，成年后就容易因为亲情饥渴陷入各种危险关系，所以很多社会新闻报道中的受害者同时也是童年家庭关系的受害者。而孩子如果在童年时被无条件爱过，有过坚固、稳定的情感支撑，那么他就会建立起足够的自尊，从而能积极地面对一切。

家长要表达自己对孩子无条件的爱意，关心孩子的需求，同时尽量帮助孩子建立起与同伴间的友谊，让孩子在爱中成长，从而感到活着的幸福感。

提供生命教育

家长应有意识地从小给孩子提供生命教育，也就是直面生命和人的生死问题的教育，让孩子学会尊重生命、理解生命的可贵，学会积极健康地生活与独立地发展，进而实现自我生命的独特价值。

比如，家长可以跟孩子一起观察一只小鸡孵出的过程，观察一颗种子破土发芽、生长、开花，让孩子看到生命的坚韧和不易，从而珍惜自己的生命。

Q26

我的孩子总是责备自己，出现问题总是**从自己身上找原因，**严重的时候总是思考自己的过失或错误，甚至**有罪恶妄想，**我该怎么办?

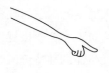

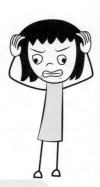

孩子过度地贬抑自己，甚至有罪恶妄想，可能是进入了抑郁状态。心理学家认为，焦虑或抑郁会使人的注意力长期集中在自我上，影响个体有效监控自身行为的能力，这种观点认为抑郁会导致个体形成消极的自我注意。

家长要引起重视，尽快让孩子走出抑郁。抑郁期的孩子长期关注自我，会把注意力集中在自身行为与理想状态的差距上面，强化消极的自我印象，从而加重已经存在的抑郁症状。家长要尽快找到问题所在，帮助孩子恢复心理健康。

教会孩子理性思维

家长要教会孩子理性、全面地看待问题，引导孩子从不同的角度看待事物，调整不良思维。很多孩子一遇到挫折就喜欢责备自己，既缺乏自信，又缺乏克服逆境的勇气，长此以往很难获得发展。家长要培养孩子理性思维的能力，面临困境时，不在情绪控制下得出结论，而是思考：事情发生的深层原因是什么？这件事对我有什么影响？然后搜取更多信息，拓宽选择面，利用自己的资源去解决它。如果这件事超过自己的能力，那么就求助于他人，借助他人的资源来解决。要让孩子知道，大多数时候不存在绝境，往往是自己的情绪制造出绝境的幻觉，要让孩子学会寻找和利用一切资源去解决困难。

🔊 给孩子提供情感支持

　　孩子形成这样的思维模式，和他的成长经历有关，家长要反省一下自己是否经常责备孩子，抑或是孩子的生活中有一个时常责备他的同伴或老师。家长要多跟孩子沟通，多鼓励、夸赞孩子，培养他的安全感和自信心，告诉他不要被外在的评价淹没了自己内心的声音；要孩子改变跟他自己对话的方式，不要总是做出"我又做错事了""我是个笨蛋""我什么事情都做不好"等判断，这些话语并非是孩子真心这么想，而是他们所遭受过的伤害事件的延续，家长要让孩子认识到，这些话并不能说明他的本质，引导他从这种思维模式中走出来。

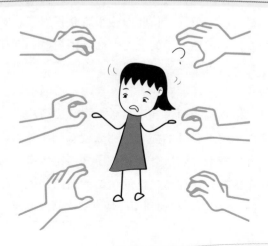

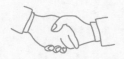

扩大孩子的交际范围

　　家长可以多带孩子参加一些娱乐活动、体育活动，扩大交际范围，让孩子在跟外界交流时得到正向的反馈，矫正对自己的认知。家长要多关心孩子，避免孩子跟外界交流时发生冲突，再次陷入自我责备的思维模式。

　　最后，如果事态严重，家长有必要及时求助心理医生。

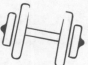

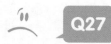

Q27

我的孩子在无外力伤害下，突然**失聪**了；或看东西**模糊**，身上有**忽冷忽热**的感觉，**身体无力，浑身刺痛**，我该怎么办?

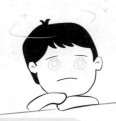

　　孩子出现这种情况时，家长先要带孩子去正规医院进行器质性检查，看是否出现了器质性病变。在排除器质性问题的情况下，家长要考虑孩子可能出现了焦虑的躯体反应。焦虑情绪的产生一般是因为孩子长期受到过重压力，当这些压力积累到一定程度又无法排解时，会形成一些神经性的反应。

要找到孩子的压力源

我们每个人每天都要面临很多压力，有外部的，有内部的，孩子也一样，能让他们产生压力的事情有很多，比方说学习、人际关系、校园暴力、情感伤害等。家长要学会与孩子谈心，了解孩子最近面临的压力源，找到导致孩子产生神经性反应的症结，才能有效地帮助孩子缓解压力。

帮孩子找到减轻压力的方法

家长仅仅帮孩子找到压力源还是不够的，还需要找到帮孩子减轻压力的有效方式。比方说，如果孩子的压力来自成绩下滑，家长就要反思自身，是不是最近过于关注孩子的学习成绩，从而导致孩子承受不了成绩下滑的压力，如果真是这样，家长就要调整自己的行为了。再比方说，如果孩子的压力是来自人际关系的问题，家长就要帮孩子处理好一些让他感觉棘手的人际关系。

如果有些压力是家长也无法处理的，家长就要坚定地陪在孩子身边，让孩子知道，无论发生了什么，家长永远是他们坚强的后盾，愿意与他一起分担。来自家庭的支持会带给孩子一定的安全感，从而使他有更大的勇气去面对压力。

让孩子学会放松

　　成长过程中，学会自我放松非常重要，这是一种基本的生活技能。如果一个人在青少年时期就能学会情绪管理和自我放松，长大后，在面临各种社会压力时，就能做到游刃有余。所以家长要有意识地帮助孩子调节生活节律，尽量使孩子劳逸结合，学习一些放松的方法。

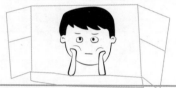

引导孩子学习一些放松的技巧

　　家长要让孩子学习一些放松的技巧，比方说腹式呼吸、冥想、正念练习等。如果这些方式都还不奏效的话，家长就要找专业的心理医生对孩子进行指导。

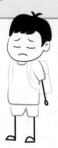

Q28

"大吉大利，晚上吃鸡"，
孩子沉迷于此，我该怎么办？

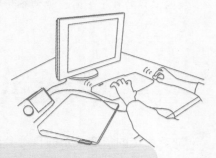

作为家长，先要知道什么是"网络成瘾"，并能区分网络成瘾和休闲娱乐的差别。家长可以从以下三个方面来鉴别：第一，渴求与冲动。成瘾的孩子会一直想着上网，不断增加上网时间。第二，无法自控。不上网心理上会有戒断反应，如烦躁、易怒、抑郁、不安等。第三，不顾后果。孩子对网络的欲望大于一切，不惜一切代价也要满足。

网络成瘾的孩子在现实生活中往往缺乏社会融合和依恋关系，导致心理需求得不到满足。这类孩子一般都有不良的家庭环境、糟糕的人际关系，经常感到非常孤独。也有的孩子是想借助网络逃避现实困难，或者时间管理能力差，不懂得延迟满足，也可能是受不良同伴影响等。家长要懂得辨别孩子网络成瘾的原因，帮助孩子平衡虚拟世界和现实生活。

给孩子提供情感支持

缺乏稳定的依恋关系的孩子会比幸福的孩子面临更多的困境，自我价值感会更脆弱，会经历更多的压力、愤怒、人际关系问题，以及各类成瘾性问题，作为家长，要多关心孩子、陪伴孩子，比如可以定期组织家庭娱乐活动，并在日常生活中多赞美、鼓励孩子，让孩子情感上得到支持，成为孩子的朋友。久而久之，孩子就会减少自己跟网络世界的黏性。

提升孩子的自控力

家长要让孩子相信，自己是生活的导演，生活是可以控制的，如果只将学习成绩不好以及人际关系上的失败归因于自己的智商、家庭等因素，而不尝试去改变的话，那么个人将永远无法获得进步。

家长要让孩子走出习得性无助的牢笼，让他们相信，只要尝试就能够做出改变，从而对生活采取更积极的态度，比如相信努力、自律和高效的学习习惯能够提高成绩，友善、仁慈的态度一定能收获友好的朋友……总之，要让孩子相信自己有能力去直面生活的困难。这方面家长可以尝试给孩子一些生活上的选择权，让他们负担一些责任，从而提升自己的自我控制感。

和孩子一起正确看待网络

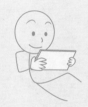

事实上，在信息时代，很多孩子甚至成年人的情感支持都来自网络，网络已经成为人们的第六器官。所以，如果孩子对网络的沉迷还没到非常严重的程度，家长可以先不压制孩子上网，而是引导他们平衡网络和现实生活的比重，比如可以和孩子一起制定合理的上网时间表，分配好学习、活动和上网的时间，让孩子兼顾娱乐和生活。

鼓励孩子参与体育活动

在休闲时间，家长应避免让孩子宅在家里，可以尝试全家人一起参与体育活动，体育活动可以从时间、空间、生理上避免孩子接触网络，是防止孩子网络成瘾最有效的方式。

Q29

"到时候再说吧"
"还有时间"，

孩子心里住着拖延小怪兽，怎么办？

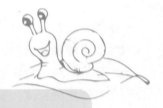

　　孩子做事拖拉主要分为两大类：自主决定型拖拉和操作缓慢型拖拉。

　　自主决定型拖拉是比较突出、常见的类型，产生这种拖拉的原因可能有两个，一是外界问题，比如父母专断或放纵的教养方式、孩子被给予自己不喜欢的任务，以及做事时受到外界诱惑的干扰等；二是孩子自身的问题，比如说对活动不感兴趣、对任务信心不足、过于追求完美等。

操作缓慢型拖拉，不一定是孩子故意造成的，可能是完成任务所需要的时间超过规定时间而导致的，也可能是和孩子的行为习惯和个性特点有关。行为习惯可以修正，但如果涉及孩子的个性特点，改变起来就比较慢。比如黏液质的孩子更容易做事刻板、不灵活、反应慢。

自主决定型拖拉

对于自主决定型拖拉的孩子，父母首先要在自己身上找原因，看自己的教养方式是否合理，我们比较推荐民主型的教养方式。在此基础上，家长要合理安排孩子的任务，将目标细分为若干小目标，让孩子一步步前进，并排除外界干扰，锻炼孩子的延时满足能力。

其次，家长要试着让孩子了解目标的意义和价值，提高孩子对任务的兴趣和做事的动力，完成小目标后，家长要及时鼓励、表扬孩子，提升孩子的自信心和成就感。对于追求完美的孩子，家长也要让孩子知道完美是相对的，引导他们降低对自己的要求。

操作缓慢型拖拉

　　针对操作缓慢型拖拉的孩子，要区分是行为习惯问题还是个性特点问题。如果是行为习惯问题，父母可以学习一些改变孩子行为习惯的小技巧，比如多督促孩子提前做计划，将事情分好轻重缓急，也可以制定合理的奖惩措施，让孩子知道，如果在规定时间内完不成任务，就会有严重的后果，而完成后则会有可观的收益，从而提高孩子的组织规划能力。

　　在这个过程中，家长切忌操之过急，要知道饭是一口一口吃的，不要给孩子太大压力，以积极引导为主，惩罚为辅，多看孩子的改变。

　　如果是孩子的个性特点问题，父母更要有耐心，要学会给孩子减负，适当进行奖励，提高孩子的速度。长期下去，如果孩子还是没有提高，家长要再次梳理问题，制定合理的措施。

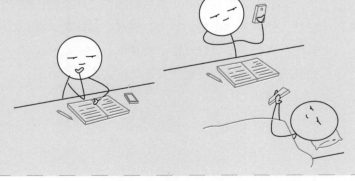

Q30

他的情绪**时而**萎靡不振，**时而**慷慨激昂，**变化**比翻书还快，我该怎么办？

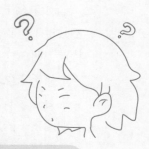

　　研究发现，青少年处理恐惧的脑区是杏仁核，它的发育比控制情绪的前额叶皮质的发育要提前很多。也就是说，孩子控制情绪的脑区比产生情绪的脑区发育滞后，所以很多时候他们不清楚如何有效地控制和调节自身的负性情绪。另外，青春期的孩子，自我意识增强，在试图证明自己的能力和价值时，常常被压抑，导致情绪起伏比较大。加上青少年时期，学习压力增大、人际关系增加、同学之间的竞争激烈，都是青少年情绪起伏的导火索。

家长不要过度担心

如果孩子表现出来的只是正常的情绪反应，家长则不必过于担心，要学习和理解青少年身心发展的过程和特点，明白这只是他们生理发育的一个必经阶段。对于一个孩子来说，合理范围内的情绪起伏都是正常状态。

好多家长对孩子抱有不切实际的要求，希望一个青春期的孩子能具备成年人的心智，所以才会对孩子的情绪问题感觉一惊一乍，反而不利于问题的解决。

要成为优秀的倾听者

家长往往埋怨孩子没有多少耐心，情绪起伏太大，可是好多家长自己都没有耐心。当我们面对孩子情绪起伏过大的问题时，一定要拿出一个成年人的耐心，具备一个优秀倾听者的素质，真正愿意听孩子倾诉，及时对孩子的烦恼做出回应。

让孩子学会情绪管理

情绪管理是一门大学问，需要孩子不断地进行训练才能掌握，特别是一些比较敏感，情绪反应又比较大的孩子，想要提高自我行为控制的能力更是难上加难。家长需要多储备这方面的知识，帮助孩子逐步提高。

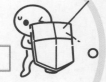

做孩子的坚强后盾

家长是孩子成长过程中最重要的心理依靠，对孩子而言，能得到父母的支持，就不会产生太多孤独和恐惧心理，从而避免这些负面的心理状态影响自身情绪。作为家长，无论何时，一定要让孩子明白，不管怎么样，父母都是他最值得信赖的依靠。

成为以身作则的父母

孩子的成长，是一个不断模仿的过程，而父母是孩子最重要的学习和模仿的对象。父母一定要以身作则，先学会管理情绪，成为自己情绪的主人，然后再把情绪控制的经验分享给孩子，这是一个相互成长和促进的过程，有助于亲子间建立更加亲密的关系。

Q31

偶然间发现他的身上 又多了一块伤疤, 我该怎么办?

发现孩子有自残行为,家长先不要惊慌,首先判断孩子是否有自杀意图,如孩子有自杀意图,要先保证孩子的生命安全,跟孩子表达共情的同时,立即带孩子到医院心理卫生门诊就诊,同时寻找专业心理医生的支持。

其次判断孩子是否为非自杀性自伤(NSSI),即孩子直接、故意损害身体组织,但并不打算造成自己死亡。大部分自残行为都是非自杀性自伤，这种行为的出现主要有以下原因：

（1）家庭环境的影响。父母之间时常争吵，或辱骂、暴力对待孩子，抑或对孩子期望值太高，超过孩子的承受能力，孩子产生自暴自弃的念头或行为；

（2）性格或心理障碍。孩子过于敏感、情绪化，同时自尊极低，对世界的认知处于一种习得性无助的氛围之中，于是将仇恨转向自身，通过伤害自己缓解精神痛苦；

（3）大脑多巴胺分泌过少。一些容易发怒的人，如果大脑多巴胺含量正常，他们会向外发泄自己的愤怒，而含量较少的人则会通过自残或自伤行为，把愤怒发泄在自己身上；

（4）模仿。孩子在生活中听说朋友有自残行为，会有模仿的倾向，或者受外界的影响，模仿网络视频、不良影视作品中的自残行为；

（5）心理疾病。如患有边缘性人格障碍、抑郁、创伤后应激反应、解离性疾患、饮食失调症、冲动控制障碍等疾病的孩子，在遇到紧急情感压力时，可能会反应消极、冲动行事，继而自我痛恨和攻击自己。

避免过度反应

当发现孩子出现自残行为，家长要避免过度反应，防止批评、愤怒，甚至惩罚，保持冷静，理解和共情孩子，同时避免渲染非自杀性自伤的危险性，不要让孩子强化自身的不幸处境，做出更激烈的行为。家长要尽量心平气和地与孩子沟通，表达爱意，让孩子知道，天塌下来有父母顶着，没有什么坎儿是过不去的。

表达共情

父母要表达对孩子的关切及同情，识别及疏解孩子的情绪，同时注意沟通方式，避免刺激孩子。

寻找孩子的自残动机

家长要跟孩子交流，查看孩子是压力太大，还是遇到了创伤事件。青春期的孩子心思敏感，容易遭受挫折，比如考试失误、校园暴力、恋爱中的挫败，都有可能对其自尊心造成巨大的打击，从而导致自残行为。家长要在跟孩子的沟通中表达尊重和惋惜，要坚定地鼓励他，使他相信自己并不是一无是处。

如果问题出在家长的养育方式上，家长一定要深刻反省自己，改变跟孩子的相处方式，重新培养孩子对自己的信任。

制订安全计划

　　家长要给孩子提供安全、平和的生活环境，慢慢修复孩子的心理创伤，必要时可让孩子适当休学、隔离刺激源，同时避免让孩子接触到锐器、致死方式或暴力信息。观察孩子在自残行为前有无危险信号（比如想法、心境、情境、行为），针对这些信号做出应对策略，如带孩子外出散步、锻炼、做他感兴趣的事等。除此之外，家长应取得 24 小时心理危机干预热线、急诊、精神心理医生的联系方式，随时备用。

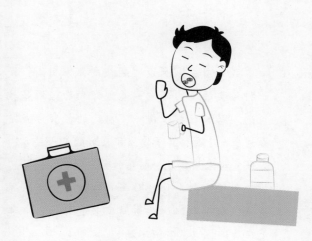

Q32

一言不合他就威胁说要
跳楼、要离家出走，
我该怎么办?

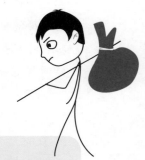

　　孩子威胁家长说要跳楼或离家出走，是一种另类的暴力倾向，暴力倾向的根源是挫折感。家长应该审视一下自己的教育方式是否得当，是否和孩子建立了良好的亲子关系，如果父母采用极端、粗暴的方式惩罚、侮辱、控制孩子，就会导致孩子产生愤怒、憎恨等情绪，孩子采取这些威胁家长的行为，可能是在表达抗议、宣泄不满。

改变 教养方式

父母一定要改变自己的教育方式，要明白打骂、威胁孩子是没有意义的，只能让问题越来越严重。父母应该重视孩子的成人感和自我意识，一定要走进孩子的内心，了解孩子的痛苦，在充分尊重孩子的基础上进行教育。如果孩子的威胁是在逃避问题，在充分理解孩子的痛苦、平复孩子的情绪后，告知他一味逃避并不能解决问题，引导孩子正确面对问题，寻找解决问题的方法，减轻孩子的压力，提升孩子的能力。

培养 孩子积极的生活态度

父母要认真听取孩子对生活的看法，并在日常生活中引导孩子培养积极的生活态度。父母的一言一行都会对孩子产生莫大影响，所以父母尽量向孩子传递正面的、向上的情绪和态度。虽然这种方式见效比较慢，可一旦孩子在青少年时期树立起积极的生活态度，会从根本上改变个性和认知，受用终身。

施加 适当的挫折教育

在孩子的成长过程中，父母要对其施加适当的挫折教育。我们前文已经说过，挫折教育不是要人为给孩子制造挫折和磨难，而是要让孩子学会正确地面对挫折，即面对挫折时，有积极的心态、有效的应对方法、总结经验和教训的能力。

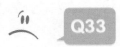

Q33

我发现他在打听

抑郁症 处方，

我该怎么办？

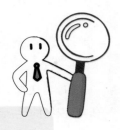

　　孩子打听抑郁症处方，可能有如下原因：

　　（1）孩子认为"抑郁症"是时髦，打听抑郁症处方则是赶时髦，是一种跟风的行为；

　　（2）孩子的身边有人得了抑郁症，或是在网络上看到了关于抑郁症的信息，孩子出于同情或好奇心而打听抑郁症处方；

　　（3）孩子确实进入抑郁状态，打听抑郁症处方是他寻求帮助的迹象，说明孩子在自救。

前两个原因都是正常的现象，家长不必太过忧心。如果是最后一个原因，家长就要重视，弄明白孩子发生了什么，哪些问题导致孩子需要专业救治，是因外部因素（包括学业、信息刺激、人际冲突、家庭变故等），还是内部因素（包括人格、性情、躯体疾病、基因遗传等）。家长找准问题后，在能力范围内尽力帮助孩子解决，同时采取一系列措施缓解孩子的抑郁情绪，避免恶化为严重的抑郁症。

理解和陪伴孩子

有些家长在得知孩子陷入抑郁状态时，很容易轻视孩子的主观感觉，认为孩子想得太多，甚至表现出责备、嫌弃、冷漠或嘲笑等反应，无疑会给孩子造成二次伤害。家长一定要表达共情，耐心陪伴孩子，避免他产生伤害自己的极端想法。

事实上，孩子陷入抑郁，家长是不能脱责的，正常、圆满的家庭环境，很难让孩子产生严重的心理问题；反过来说，不正常的、布满缺憾的家庭环境则很难供给一个孩子健康成长的养分。作为家长，应该给孩子提供安稳、幸福的家庭环境，使他茁壮成长。除了最基本的物资供给，孩子也需要爱和陪伴，就像植物需要水和阳光。

引导孩子停止内向攻击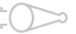

抑郁状态的孩子大多具有完美主义倾向，太在意外界的标准，容易过度自省，遇到伤害也总是归因到自身，孩子的精神和斗志在内耗中磨损，长期发展下去容易形成恶性循环，难以自救。家长要引导孩子跟自己和解，尝试做他想做的事，做出一些成就，树立自信心。有了自信以后就不会随意被他人的观点左右，遇到伤害也能及时还击，保护自己。

重视孩子的需求

抑郁状态的孩子不但很难表达自己的想法，也会忽视自己的需求。家长此时要多关心孩子，善于发现孩子的需求并适当给予满足。比如孩子也许会想上山去看一回日出，想买一个渴望已久的游戏机，或者只是想和家人一起出去野餐。家长多跟孩子沟通，引导孩子把想法和诉求倾诉出来，而后适当给予满足。同时，也要引导孩子正视自己的需求，饿了要吃东西，累了就休息，珍爱自己，避免自暴自弃。

带孩子接触新鲜事物

如果父母有条件，可以让孩子暂时脱离旧的环境，到一个陌生的地方呼吸新鲜空气，放空自己。当孩子的大脑忙于接触新事物时，能暂时摆脱一些烦恼，有助于疗愈。

在生活上，家长要合理安排孩子的作息，鼓励孩子写情绪日记及多跟人交流。另外，要避免孩子长期宅在屋里，让孩子动起来，运动能促进多巴胺分泌，从而有效缓解低落情绪。

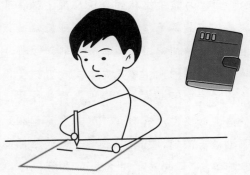

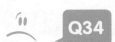

Q34

我的孩子过度 "独立" 与我们划清界限，我该怎么办？

　　家长要了解孩子的独立倾向是积极性的个人独立，还是消极性的自我封闭。前者的表现是孩子和朋友、同学关系正常，只是不希望父母打扰他的生活，追求个人的自由。如果是这种情况，父母要学会给孩子独处空间，掌握与孩子交往的合适尺度，改善亲子关系。如果是第二种情况，有可能就是孩子出现了情绪问题。很多抑郁症的孩子都喜欢躲在封闭的空间，不愿与人交往。孩子出现情绪问题之前会有一些征兆，比如情绪比较低落，话少，没有耐心等。如果家长和孩子长期缺乏沟通，就会导致孩子的情绪问题逐步加重。

不要过度介入

在这种情况下，家长要尊重孩子的独立意识，避免过度介入，否则只会让孩子走得越来越远。同时，家长要说服自己，这是孩子成长必经的阶段，当孩子慢慢有了独立意识，也就会慢慢远离曾经亲密无间的家人。家长还要学会沟通，了解孩子对家长产生排斥的原因，达成共识和认同，然后用亲情去温暖和感化他。切忌强行拉近与孩子的距离，要相信亲情的力量。

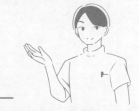

要有耐心

无论孩子有何种反应，家长都要耐心地关心孩子。孩子语言上的冲动，还有表现出来的对家长的置之不理，都是在试探家长的底线。如果家长耐不住性子，批评孩子或对孩子发火，会向孩子进一步证实父母的"不可靠"，孩子会更不愿意和父母沟通。

创造与孩子互动的机会

取得孩子的信任后，适当引导孩子多参加娱乐活动，与同学聚会，增加人际交往。

同时想办法丰富孩子的生活，支持他的业余爱好。如果孩子的情况过于严重，有明显的抑郁症倾向，要及时求助心理医生，如有必要，全家人应一起做家庭治疗。

Q35

我的孩子越长大越自卑，觉得自己能力减退了，我该怎么办？

自卑是一种因过多的自我否定而产生的情绪体验，孩子自卑主要是遇到的挫折过多、压力过大造成的，比如家长对孩子的不恰当关注，老师的打击，再加上学习压力的增大，人际关系的不适应等，都会导致孩子自信心越来越低。孩子自卑还可能和其生活中发生的重大事件有关，比如亲人离世、父母离异、地震、疫情等都会给孩子带来心理影响，导致他们缺乏安全感，变得敏感、焦虑。

发现孩子有这个问题后，首先，家长要反省自己平时的言行是否给孩子造成了负面影响，有无体罚或言语伤害。平时应多鼓励孩子，接纳孩子的不足，积极寻找孩子的优点，提升孩子的自信。其次，家长要和孩子一起面对遇到的困难，让孩子意识到，不是只有他一个人会遇到这些问题，很多人都会遇到，从而和孩子一起以平常心面对。

提升孩子的自我效能

自我效能是孩子在一定程度上感觉自己有能力去做一件事。自我效能感会影响孩子对未来的预期，自我效能感高的个体，会预想到充满支持和帮助的积极场景；自我效能感低的个体，会预想到充满挫败的未来，陷入自我怀疑的怪圈。研究表明，自我效能感高的儿童和成人更有韧性，较少焦虑和抑郁，他们生活得更健康，并且有更高的学业成就。

这方面，家长可以通过三个做法来努力，第一个做法是让孩子改变归因的方式，将问题归因到可改变的因素上。比如，孩子考试考砸了，不要想着是因为"我太笨""我智力太低"，而是归因到努力不够，这样孩子就会有改进的积极性。第二个做法是让孩子认可自己的优势和闪光点，让他们相信自己有能力去做到某件事。第三个做法是帮助孩子积累成功的体验，虽然家长的赞扬有助于孩子增强信心，但不能从根本上增强孩子的自我效能感。自我效能感的主要来源是对成功的体验，家长可以在孩子表现好时提供赞美和鼓励，促使他自觉强化好的行为并改善不足之处，从而提高孩子的能力。

培养孩子积极思维的习惯

积极思维就是遇到事情，多看好的一面。家长要培养孩子积极思维的习惯，养成乐观的"解释风格"。如果孩子的自卑是由重大负性事件引起，家长需要给予孩子积极的关注，抚平孩子的哀伤，理解和安慰孩子，时时监测孩子心理的变化，耐心倾听，必要时寻求心理医生的专业帮助。

提高孩子的自尊

引导孩子把自尊建立在内部因素上，比如个人品质、道德感，避免建立在分数、外表、金钱这样的外部因素上，通过实现一些力所能及的目标，培养其成就感，养成持久坚定的自尊，这样孩子遇到挫折时就不会迅速放弃。家长多注意培养孩子的才能和发展其人际关系，让他们体验到进步的幸福感。

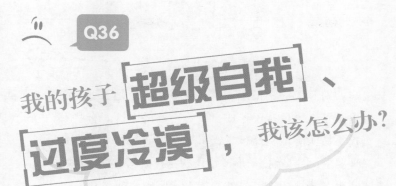

Q36

我的孩子 超级自我 、 过度冷漠 ， 我该怎么办？

　　这可能有两种情况，一是孩子自我意识的过度膨胀和认知的局限，致使孩子觉得自己的情感和体验与众不同，对别人的意见持冷漠态度，甚至不理会别人意见，坚信自己是独一无二、无懈可击和无所不能的，丝毫不顾及别人的感受。二是孩子害怕受到伤害，所以过度自我保护，冷漠是为保护自己建立的一道防线。

📢 改变教养方式

对于第一种情况，家长要审视自己是否过于溺爱孩子，导致孩子形成自我为中心的个性。有些家长不切实际地吹捧孩子，竭尽全力满足孩子的不合理要求，会导致孩子形成错误的自我概念，过度自我、骄纵，轻视旁人。另外，如果家庭中有成员总是以自我为中心，其他成员也总是服从他的意愿，也会成为孩子的不良示范。

家长要反省自己的教养方式，如果有以上这两种情形，应及时调整，让孩子树立正确的自我概念，理性地评估自己和他人。

📢 培养孩子的共情能力

过度自我和冷漠会让孩子在人际交往中处于不利境地，错误的自我概念也更容易让孩子遭遇挫折和失败。家长要帮助孩子认识到这方面的弊端，鼓励孩子多与人交往，体验友谊带来的幸福感，鼓励孩子的利他行为，让孩子学着为别人着想，理解和帮助他人，培养孩子的共情能力。寒、暑假期间，可让孩子参加一些志愿者活动，体验为他人服务的乐趣。

表达关爱

对于第二种情况，家长要知道这是孩子缺乏安全感的表现。也许早年间，孩子在跟外界沟通的过程中遭遇了挫折或伤害，于是不再信任他人，对所有人保持警惕，因而无法跟外界建立正常的依恋关系。

作为家长，要多给孩子关爱，让孩子感受到温暖。家长要做孩子的知心朋友，多看到孩子的优点，适度表扬孩子，引导孩子放下防御，与父母建立信任关系。有了信任，孩子才会正视父母的意见，才会愿意重新认识自我、调整自我，从而发展自我、完善自我。家长也要注意，不要盲目吹捧孩子，免得适得其反，而是要表扬孩子的实际行动，让孩子在行动中树立自我概念。

Q37

我的孩子是伪装大师 "变色龙", 我该怎么办？

这是孩子在应对环境变化时做出的自我保护，他们通过调节自我来适应社会、情境，本质上是缺乏安全感的表现。究其原因，有可能是家庭的教育方式出现了问题，比如父母长期对孩子有不合理要求，长期责备、打压孩子，会导致孩子通过扭曲自己来迎合、讨好父母和他人；也有可能是父母过于重视孩子在他人眼中的形象，强调孩子的社交能力，也会迫使孩子养成察言观色的本领，成为"变色龙"。

家长要试着降低期待值

　　太多家长对孩子期望太高，对孩子的行走站卧、发型服饰、言语方式，甚至拿筷子的手势，都要吹毛求疵、力争完美，虽然望子成龙、望女成凤的渴望无可厚非，但这种行为并不利于孩子养成健康人格。父母监视着孩子的一举一动，当孩子意识到自己处于被监视的状态，也意识到自己的错误会引来父母的不喜，就会小心翼翼地生活。他做的一切都不是出自本心，而是迎合父母的期许；他不会说真话，只会说好听的话。长此以往，他便不知道如何做真实的自己，如何表达自己内心的想法，就算成年后离开父母，也会极度在乎他人的看法，不知自我为何物。

　　家长要学会撤出自己的目光，在常规范围内，允许孩子自由生长。要让孩子学着正视自己的需求，而非别人的需求，让他们听到内心的声音，遵从内心的指引去生活。

提升孩子的自尊

　　孩子擅长伪装的现象背后，有一个不容忽视的心理机制，那就是孩子认为真实的自己是让人讨厌的，这种低自尊的自我概念使他不敢暴露自己，只能以面具示人。

父母要在生活中多鼓励、赞扬孩子，不要过度吹毛求疵，太多指责会让孩子产生"罪恶感"，降低自尊。父母可以通过赞扬他们好的一面，使他们强化自己好的品格和行为，让孩子找到价值感。父母的爱是孩子价值感和自尊的源泉。

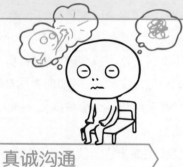

真诚沟通

有时候，父母时常用伪装自己的方式来跟外界沟通、交往，会导致孩子从父母那儿习得这种处世方式，也就是说，孩子缺乏真诚的沟通能力。

家长可以尝试和孩子谈心，甚至可以召开家庭会议，彼此间敞开心扉，让孩子说出对父母的意见。如果沟通有效，就针对父母或孩子的问题制定合理的奖惩措施，既做到了监督父母，也能对孩子的不良行为进行干预。

提供安全感

　　父母要正视孩子的内心需求，给他们提供足够的安全感，让孩子相信自己是无条件被爱的，而父母之所以爱他们，不是因为他们多么乖巧、多么优秀，而是因为他们是他们自己。家长需要营造民主型的家庭环境，让孩子承担一定的家庭责任，并享受一定的家庭权利，让他们感到自己对生活的控制能力，从而提升安全感。

注重品格教育

　　在日常生活中，家长也要注意培养孩子诚实的心理品质，比如可以试着制定一些奖罚措施，改善孩子坏的行为，并强化好的行为，培养孩子正直、善良的品格。

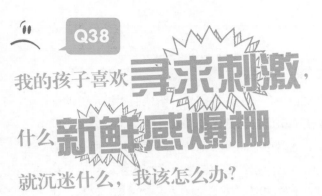

Q38

我的孩子喜欢**寻求刺激**，什么**新鲜感爆棚**就沉迷什么，我该怎么办？

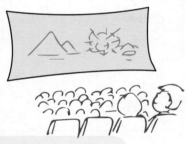

好奇心是孩子的天性，不应该被抹杀，作为父母，要适当引导孩子的爱好，让孩子保持好奇，长大成人后才能有更好的创造力。如果孩子过度沉迷某项运动，主要是因为这类行为能够不断让孩子感受到积极体验。让孩子的注意力从感兴趣的事物上转移到不感兴趣的事物上是非常困难的，加之有些孩子自制力比较差，就更难从他感兴趣的事物上转移注意力了。

不要着急否定孩子的兴趣

作为家长，不要急于阻止孩子的沉溺行为，有的时候，对孩子来说，否定他的爱好就相当于否定他这个人，对他而言是很难接受的事儿。家长要学会和孩子探讨，深入了解他的爱好，然后积极引导，让孩子学会合理安排时间，把握好娱乐和学习的关系，做到娱乐和学习两不误。必要的时候，家长要起到监督作用，适当提醒孩子把握娱乐时间，而不要一味地认为孩子必须自觉。但家长切忌过于频繁地提醒，以免引起孩子反感，最后适得其反。

深入了解孩子的兴趣

用心的家长可以探索孩子喜欢的事物，这是提升亲子关系的很好的契机，在这个过程里，孩子更愿意与家长进行比较深入的沟通，双方便可建立更有效的信任机制。比如，青春期有的孩子沉迷于言情小说、武侠小说，这种嗜好无伤大雅，但多少会占用学习时间，对文学修养的提升帮助甚微。家长如果一味反对，孩子有可能从正大光明地看，转为偷偷摸摸地看，打起"游击战"。如果家长能陪伴孩子阅读，甚至分享读后感，再有策略地引导，孩子短时间内阅读愉悦感得到了满足，自我判断能力得到了提升，也更容易接纳家长的意见。

家长可以深入挖掘更有效的方式，让孩子将娱乐和学习相结合，做到玩中有学，不断提升孩子的学习兴趣，助推孩子的成长。

Q39

我的孩子适应外界环境的能力奇差，

没办法融入社会生活，

我该怎么办？

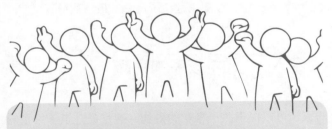

　　孩子适应能力差，不能融入社会，一种可能是他缺乏对自己的社会定位，不确定自己应该扮演什么样的社会角色，因而在集体中总是有一种游离感、脱节感，在行为上可能会表现出严重的社交恐惧；还有一种可能是孩子过于早慧或叛逆，不认同主流价值观，不太愿意跟外界接触和沟通，热衷于独处。如果是后一种可能，家长就不必太过担忧，

适当地陪伴孩子，及时引导，避免孩子走极端即可。这里主要谈论第一种情况。

社会适应过程实质上是一个个体不断社会化的过程。一个人要成为一个成熟的人，必须体验各种角色，适应社会的规则和变化，在与他人交往的过程中形成自我概念。孩子一旦社会定位缺失，就容易敏感、脆弱，无法适应环境，必然遭受很多痛苦，家长要理解孩子的处境，尤其是高度敏感的孩子，承压能力弱，容易受到伤害，家长要根据孩子的性格帮助他们解决这些难题，保护孩子健康成长。

帮助孩子建立社会联系

如果孩子并非天生内向、喜爱独处，家长就需要帮助孩子跟社会建立联系，让孩子找到自己的社会定位。社会定位就是孩子察觉自己是谁，自己是什么样的人，以及与他人的关系网络，他并不一定要做集体的中心，但是一旦他跟这个关系网络中的某个个体建立了联系，也就被纳入了该关系网络的系统，成为集体的一分子。家长尽量让孩子保持定量的社交，与他人建立友谊，锻炼他们的社交能力和调节能力，随着社交能力的逐渐提高，再让孩子扩大交际范围，让孩子在这个过程中摸到窍门，把握人际交往的尺度和界限感，学会合作与竞争。

但是，家长也要注意，如果孩子天性内向，不善言辞，缺乏融入社会的天赋，家长要避免强迫孩子做他们不喜欢做的事情，尊重孩子的意愿，在他们可接受的范围内提高他们的适应能力。

培养孩子独立的生活方式

有的家长可能过于溺爱孩子，或控制欲过强，为孩子包办一切事务，极有可能导致孩子对自己的生活无能为力，缺乏生存技能。家长可以适量让渡一些决策权，让孩子自己决定一些事情，给孩子处理挫折的空间，同时及时表扬孩子敢于去做的行为，鼓励孩子多行动；尽量不干预孩子处理事情的过程，尊重孩子的看法和选择。

父母要做孩子坚强的后盾，多沟通，少干涉，多提供建议，协助孩子找到解决问题的办法，避免孩子养成依赖他人的习惯，从而养成独立的人格。

培养孩子的自信心

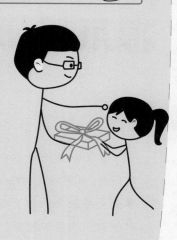

　　自信心是解决问题的前提，家长要培养孩子的自信心，让他们对事情的结果保持积极的想象，但也要避免盲目自信。通过鼓励孩子做成一些事，引导孩子悦纳自我，培养孩子自信、自立、自强、自主的心理品质。

Q40

我的孩子做什么都
提不起劲，我该怎么办?

　　孩子做任何事情都提不起劲，可能是生理问题，也可能是心理问题。如果是生理问题，家长要尽快查看孩子有无其他躯体反应，及时带孩子到医院检查；如果是心理问题，家长应仔细确认孩子有没有陷入自我否定、自我怀疑的沮丧心理。如果有，找到根源，看孩子在近期的生活中是不是遭遇了挫折和失败，比如考试不利、人际关系紧张。父母要重视孩子的困境，因为在大人看来很小的事，对孩子来说可能就是天大的事；有些在我们看来不算挫折的挫折，也会给孩子造成重大的打击。因此，家长要耐心开导，帮助孩子从负面情绪里走出来。

引导孩子积极面对挫折

孩子产生沮丧心理时，家长要告诉孩子，挫折是不可避免的，如果没有丑的对比，美就不会称为美，如果没有挫折，幸福就不会称为幸福，人生恰因为不完美而完整。大人可以给孩子讲自己曾经的失败经历，告诉孩子不要害怕挫折，有一种力量叫"触底反弹"，如果一件事情糟糕到极限，说明它已经没有更糟糕的余地了，"否极"总会"泰来"的。重要的是不要恐惧，只管去做，因为一旦对挫折产生恐惧的应激反应，人就做什么都提不起劲，什么也不敢做了。

防止孩子陷入抑郁症

做什么都提不起劲，已是轻微抑郁的表现，家长要确认孩子是不是出现了这种心理性的病症。此时要多和孩子谈心，找到孩子心情郁闷的原因，避免孩子因情绪恶化导致自我放弃，甚至发展为抑郁症。家长要与孩子共情，避免责备和不耐烦，倾听孩子的苦恼，引导他把负面情绪发泄出来。

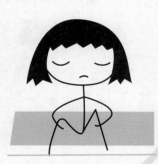

寻找孩子的兴奋点

如果孩子长期这样，不但影响学习成绩和生活秩序，对心理和人格的发展也有不好的影响。家长可以观察孩子的兴趣点，鼓励他依据兴趣去选择想做的事情，以此激活孩子的积极情绪。在生活中，家长要给予孩子信心，做好他的坚强后盾，同时尽量让他多参加集体的娱乐活动，增强人际互动，感受群体的生机与活力，从而体验更多生活的乐趣。

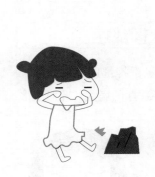
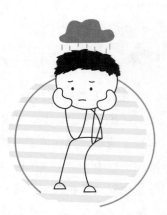

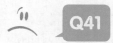

Q41

我的孩子总梦魇，半夜惊醒，
我该怎么办？

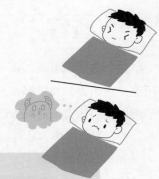

　　孩子出现梦魇，可能有以下几种原因：

　　（1）现实中的应激事件，比如遇险、人际冲突、暴力伤害、车祸等，恐怖电影也可能会导致梦魇；（2）长期的学习压力使孩子全身心处于高度的紧绷状态，因过度疲劳导致梦魇；（3）生活发生变化，比如搬家、升学、父母离异等，从而因心理压力过大导致梦魇；（4）不恰当的睡姿，抑或被褥过厚、胸部受压等引发梦魇；（5）由其他躯体疾病引发梦魇，比如鼻咽腔疾病、消化不良，以及阵发性血糖过低等，都有可能引发梦魇。

帮助孩子营造良好的睡眠环境

家长先确认孩子的睡姿有没有问题，手有没有放在心脏的部位，被子是否太沉，室内的空气是否太浑浊，有无噪音等，尽量避免仰睡和趴睡，帮助孩子营造良好的睡眠环境。

查看孩子有没有遭遇应激事件

家长可以试着询问孩子近期的经历，有没有跟人起冲突，从而遭受到伤害。如果有，且怀疑其是孩子梦魇的诱因，那么，孩子所遭受的伤害可能较为严重，父母要温柔宽慰孩子，理解孩子的痛苦，尽己所能帮助他们讨回公道，抚平心理创伤。

如果孩子的梦魇非常频繁，同时伴随强烈的焦虑、抑郁，很有可能是创伤后应激障碍，家长需及时寻求专业心理医生的帮助。

梳理孩子的现实压力

如果孩子正巧处于升学阶段、家庭变故或人际关系的压力之中，也可能导致梦魇。家长要让孩子注意休息，放平心态，也可以用娱乐活动转移孩子的注意力，从而缓解其心理压力。

带孩子积极接受治疗

如果梦魇是由其他躯体疾病引起的，家长需要带孩子积极接受治疗，同时做好陪伴、支持。在生活中，积极的体育锻炼可以起到减压作用，有助于睡眠，家长也可通过鼓励孩子参加体育锻炼，达到配合治疗的目的。

Q42

我的孩子突然生物钟紊乱，**晚上**很晚都睡不着，**早上**怎么都喊不醒，**白天**昏昏沉沉，我该怎么办？

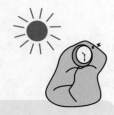

孩子生物钟紊乱和作息不规律有关，诱因主要分为主观因素和客观因素两类。主观因素是指孩子没有睡眠障碍，但由于玩游戏或者上网的欲望而延迟睡眠时间，导致晚睡晚起或晨昏颠倒；客观因素是指由于孩子负荷了一些身心压力，导致入睡困难、睡眠质量差，甚至导致夜惊、梦游等睡眠障碍。

制定 作息制度

如果孩子是由于主观原因不想睡，可以制定严格的作息制度，排除影响睡眠的一切干扰，让孩子养成正常的作息规律。很多家长要求孩子的时候，孩子却不愿意听，这可能是家庭规则或亲子关系的问题，此时，家长要及时完善家庭规则、改善亲子关系。

制定作息制度以后，家长要按时督促孩子入睡，即使孩子有睡不着的情况，也不要让孩子做其他事情，可以躺在床上闭目养神，浅睡眠和自然放松也能达到一定的休息目的。同时，家长要督促孩子多做户外运动，如跑步、游泳、打羽毛球等，有助于改善睡眠。

找到 孩子压力的根源

如果孩子是因为压力导致作息混乱，家长要摸清孩子压力的根源，是学习压力、人际关系，还是亲子冲突。针对找到的原因，及时疏导孩子，帮助他们缓解压力，问题解决后，睡眠自然就会变好。

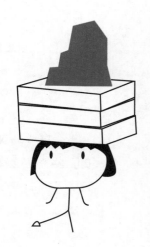

Q43

我的孩子突然注意力不能集中，课堂上经常启动**"飞行模式"**，记忆力也差，我该怎么办？

造成这些问题的可能原因有：

（1）孩子缺乏学习兴趣，导致注意力无法集中，学习效率下降，这一点是很多孩子都会有的问题；

（2）孩子学习压力大，身心过于紧张，导致注意力无法集中，这是厌学情绪的主要来源；

（3）孩子的身体或精神出现状况，比如焦虑、抑郁，导致学习欲望和学习兴趣下降，引发上述问题；

（4）孩子的生活中出现了一些变故，承担的事情过多，导致注意力被过度分散，不能全力集中在一件事上。

培养孩子的学习兴趣

家长可以慢慢培养孩子的学习兴趣，要知道，兴趣是最好的老师。比如家长可以引导孩子去了解学习的目的，了解某个学科在现实中的应用，同时让孩子试着用学到的知识解决一些实际问题，或创造一些东西，从而理解学习的意义，培养起对学习的兴趣。如果家长经过一番努力，孩子对学习仍然提不起兴趣，就要考虑孩子是否压力过大或者有其他状况了。

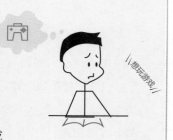

想玩游戏

学会给孩子减压

家长不要给孩子人为增加太多的目标，有时候压力越大，孩子越不想做。因此，我们在帮助孩子确立目标时，尽量把目标确立在他力所能及的范围内，同时设定奖励机制，让孩子一步一步地实现小目标，在不断进步中获得自信和反馈，从而保持对学习的持久动力。在这一方面，家长可以将孩子的学习目标分成几个阶段，也就是短期目标、中期目标和长远目标，同时让孩子注意劳逸结合。

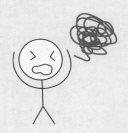

增强孩子的体质

当人们的身体状况很差时，也会导致注意力不集中和记忆力下降，如果孩子身体出了问题，家长要及时寻求医生或其他专业人士的帮助。平时在生活中，家长也要督促孩子加强体育锻炼，提高身体素质，孩子体质变强了，注意力也会更容易集中。

让孩子学会时间管理

家长要帮助孩子学会时间管理，按照事情的轻重缓急编排优先次序，引导孩子分清什么是重要的，什么是次要的，不重要的事情可以暂时搁置或放弃，可以从繁重的学习任务中先抓住一两个兴趣点，做到轻装前行。

Q44

我的孩子头脑中反复思考一些问题，**挥之不去**，停不下来地胡思乱想，搞得他自己很痛苦，我该怎么办？

孩子出现上述症状，有可能是长期的心理压力导致的，短期内会影响学习、生活，长期会导致孩子产生抑郁、焦虑，甚至发展为强迫症。除此之外，也有可能是因为孩子生活中的烦恼太多，学习压力、与异性的关系问题、伙伴关系等都有可能导致孩子陷入思维反刍。青春期的孩子处于好奇心强烈的阶段，自我意识跟社会碰撞，难免会引发许多迷茫和痛苦，家长做好陪伴和适时引导即可。

引导孩子多倾诉

　　家长可以多找孩子聊聊天，引导孩子把心事倾诉出来，这个过程并不一定能解决孩子面临的困境，但却能缓解孩子的压力，让孩子在倾诉和陪伴中找到心理支撑，从而具有一定的疗愈作用。另外，鼓励孩子用书写的方式输出一些烦恼也是有效的，还能锻炼孩子的表达能力。

协助孩子解决问题

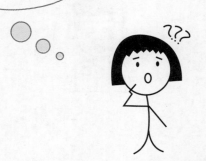

　　针对孩子面对的现实问题，在确保他能接受的情况下，家长可以协助孩子处理，切忌过多干涉。如果家长不方便干涉，可以在充分了解问题之后，提出适当建议，并不一定要帮助孩子解决问题，有时候孩子需要的可能只是父母的陪伴和在场。

带孩子外出活动

　　家长多带孩子外出，做一些放松活动，比如看看电影、到游乐中心玩一下，或者带孩子外出旅游。带孩子外出旅游是最有效的方式，因为让孩子离开熟悉的环境，也就暂时隔离了使他回忆起不快的信息源，同时也能见识见识异乡的风土人情和人文景观，当孩子见识到人们生活方式的多样性和世界的宽广时，他个人的烦恼自然就无足轻重了。

寻求医生帮助

　　如果采取了一系列措施后孩子的症状仍然没有减轻的趋势，家长就有必要寻求专业心理医生的帮助了。

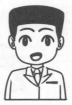

Q45

我的孩子突然对**环境刺激**非常敏感，受到刺激就**惊恐异常**，我该怎么办？

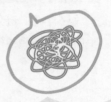

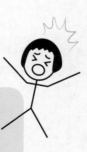

孩子突然容易惊恐，可能出于两种原因。第一是孩子突然受到惊吓的应激反应；第二是孩子长期处于紧张状态的临床表现。如果是第一种，问题就比较容易解决，第二种则需要家长费更多心思，必要时甚至得寻求专业心理医生的帮助。

给孩子提供安全的环境

　　家长要多陪伴孩子，让孩子感受到安全，放松孩子紧绷的神经。同时要试着帮孩子加强运动，释放压力，缓解疲劳。也要采取放松训练方式，比如听音乐、腹式呼吸、冥想放松等。用这些手段帮孩子放松神经，避免因过于紧张而产生一些神经性反应。

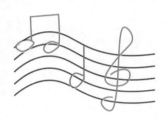

让孩子多进行人际互动

　　让孩子多参与同伴互动的活动，比方说夏令营、拓展活动等，让孩子在人际互动中，提升心理健康水平，从而获取更多安全感。

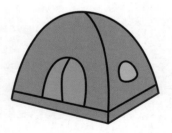

Q46

青春期孩子的"皮格马利翁效应"，虚幻的伤害也是伤害，面对被我伤害的孩子，我该怎么办？

皮格马利翁效应，又称"罗森塔尔效应"。美国心理学家罗森塔尔和雅克布森在智力测验中发现，可通过教师对学生心理潜移默化的影响，从而使学生取得教师原来所期望的进步。

作为一个社会人，无时无刻不被外在影响，同时也会受到自己的暗示和影响。比如在普遍比较重视学习成绩的当下，我们很容易给个别同学贴上诸如"学霸""学渣""学神"等"标签"，有的褒义，有的贬义，有的善意，有的恶意。殊不知，青春期的孩子很容易被这种"贴标签"的行为伤害，无论这些"标签"是来自老师、家长，还是同学，都会在孩子的内心种下一颗颗不同的种子，进而影响孩子的行为。作为最能影响孩子的家长，一定要注意自己的一言一行，一旦意识到自己的言行对孩子产生了负面影响，也不必过于自责，做到及时修正就可以了。

多和孩子沟通

如果家长感觉自己伤害到了孩子，要及时找孩子沟通，主动和孩子聊一聊，就自己可能给孩子造成的伤害与孩子讨论一下，看孩子如何看待这个问题。很多时候，情况没有家长想象的那么严重，只要孩子能够感受到家长的诚意，家长对孩子的负面影响也会自然消除。

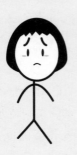

184

家长要学会向孩子道歉

> 家长要学会向孩子道歉，让孩子知道，家长的某些言行只是无意间伤害到了孩子，而本意是爱。家长向孩子道歉的同时，要让孩子感受到来自成年人的尊重和认同，这有利于塑造孩子的人格，促其形成更加独立健全的自我认知。

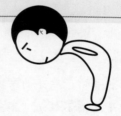

调整教育方式

> 家长要及时调整教育方式，采用民主的方式教育孩子，随时听取孩子的意见。定期召开家庭会议，梳理教育中可能存在的问题。

Q47

孩子**疯狂追星**，
我该怎么办？

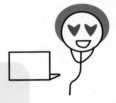

　　有不少家长苦恼于孩子的"疯狂追星"行为，认为孩子此举不仅是"不务正业"，而且很担心孩子会被自己的偶像"带偏"，从而影响学业和健康成长。

　　青春期的孩子好奇心和探索欲都比较强，很容易受好奇心或从众心理的驱使而出现诸如迷恋COSPLAY、疯狂追星等行为。拿追星来说，这其实只是一种偶像崇拜的表现，青少年追星是期待获得自我认同、寻求归属感，甚至是缓解学业压力的一种方式。家长不必因此过于焦虑，可对孩子进行适当的引导和建议，使之做到不盲目、不过度即可。情况过于严重者，建议寻求心理医生的帮助。

不要一味打压

　　家长要尊重孩子，要明白孩子崇拜偶像的核心是价值认同，这是成长的必然，也是心理成长的必经之路。尽量不要一味打压孩子的爱好，当家长试图打压孩子的"狂热"，孩子会对家长产生逆反和自我保护心理，而这种逆反和自我保护心理又会极度加强他的自我认知和自我定位，反而会加重他的"狂热"。最好的做法是理解他们，以认同为基础，以疏导为方式。

　　比如家长可以制定明确的规范，并和孩子达成共识，正常、合理范围内的，可以允许孩子做，超出正常范围的则不可以做，并有理有据地告诉孩子不可以做的原因。

适当引导和建议

　　家长也可以通过表达自己对追星的认可，来增进孩子的信任，引导他和父母分享自己的内心活动，以此来了解孩子偶像崇拜的内心需求。在与孩子充分交流、形成共情之后，家长再用正确的价值观引导孩子不要把爱好当成生活的全部，让孩子在保持相应爱好之外，还要有自己的学习、娱乐、社交生活。同时针对孩子的心理需求提供相应建议。

拓宽孩子崇拜的范围

　　针对孩子的心理需求，家长可以鼓励孩子选择合适的偶像，拓宽崇拜的范围，避免单一迷恋，比如除了娱乐明星之外，还可选择文人、科学家、运动健将作为自己的精神偶像，同时鼓励孩子增加兴趣爱好，树立健全的人格。

　　最后，在生活中，家长也要和孩子建立良好的亲子关系，帮助孩子树立正确、合理的人生观和价值观，只有这样，才能从根本上防止孩子走向歧途。

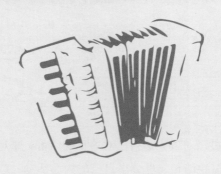

Q48

当青春期的孩子遇到"二孩"弟弟（妹妹），

成绩下滑严重，行为异常，我该怎么办？

　　有了二孩之后，父母会把一部分甚至更多精力分给二孩，导致对老大的陪伴和耐心减少，孩子可能会觉得二孩宝宝是来分享爸爸妈妈对自己的爱的，会产生注意力不集中、敏感、脾气暴躁、交际能力下降等问题，严重的甚至让孩子感到自卑、被遗弃。如果父母生二孩之前，对孩子的思想工作做得比较到位的话，就能避免这一类问题。如果父母之前对老大过于溺爱，老大的独立能力、责任意识都比较弱的话，家长就需要多关注老大，尽量减少负面影响。

照顾老大的情绪

父母的时间和精力都是有限的，二孩出生后，父母难免会抽出更多时间照顾老二，忽略老大，孩子眼看着父母不再重视自己，每天围着弟弟（妹妹）转，心里感到失落是必然的。因此父母要提前跟老大沟通好，用实际行动表达自己对老大的爱不会变，适当关心和陪伴老大，允许老大发泄自己的情绪，避免用"你是姐姐（哥哥），你应该……"的语言模式责骂孩子的"不懂事"行为，这些话容易让孩子对弟弟（妹妹）产生反感心理。

同时，父母也要试着梳理家庭成员的相处模式，尽量给孩子提供足够的安全感。如果家庭成员之间的关系是充满爱的，相处的模式和氛围都非常好，对老大的负面影响自然会降到最小。

宝宝真乖！

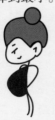

这是弟弟或妹妹哦！

学会理解和示弱

父母在跟孩子沟通时，要承认自己有时候确实会忽略老大，并理解他的失落情绪。在照顾老二时，应抓住时机适当向老大示弱，引导他理解父母照顾老二的艰辛。

让老大参与老二的成长

父母可以引导老大和父母一起照顾老二，在老二面前树立老大的形象，多夸奖老大有担当，树立老大的责任意识，以此来培养孩子的责任感。这样孩子也能参与老二的成长过程，并随之一起成长，还能促进两个孩子之间的感情。

培养老大的独立能力

如果生二孩之前父母对老大过于溺爱，导致孩子独立能力比较弱的话，父母要学会逐步培养老大的独立能力，比如可以试着让给孩子一些生活上的决策权，比如从日用品的采购到一日三餐的选择，让他学会料理自己的一部分生活以及其他家庭成员的生活。孩子会从对这些事物的掌控中逐渐提高独立能力，同时也能提高孩子的幸福感。

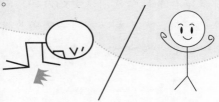

Q49

为了孩子，我们**勉强维持婚姻**，可孩子早有察觉，我们还需要各自伪装下去吗？

父母离异对孩子心理到底有多大影响？处理的方式不同，对孩子的影响也不一样。有些父母离异后没有处理好关系，孩子就像"夹心饼干"，左右为难，一旦孩子产生被抛弃的想法，将对孩子的心理、人格造成深远的影响。有些父母就算不离婚，选择隐瞒真相，却经常在家里冷战，孩子也会察觉到家庭关系的破裂，尤其是以爱的名义瞒着孩子，待他知道后，会给孩子造成更大的压力。

保证"和平演变"

有些时候，父母婚姻的不幸给孩子造成的伤害比婚姻当事人还要严重，这是因为有些父母会把孩子也牵扯进夫妻双方之间的"战争"，比如逼问孩子父母离婚后选择跟谁一起生活，或者在孩子面前丑化对方，激起孩子对另一方的仇恨，甚至夫妻双方相互诋毁，让孩子看着父母吵架、动武。孩子长期处于这样的环境中，容易养成自卑、敏感的性格，甚至终生都缺乏安全感，对其人格发展造成不利影响。因此，父母一定要妥善处理这件事，双方的冲突尽量不要波及孩子，如果夫妻间已经决定离异，也要保证"和平演变"，拒绝争吵、肢体冲突或迁怒行为，避免让孩子生活在高压环境里。最好的局面是父母间能够保持一种朋友关系，让孩子跟以前一样感受到父母的爱，尽量减少夫妻感情破裂给孩子造成的负面影响。

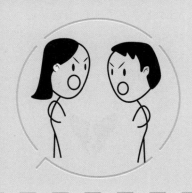

与孩子保持沟通

　　家长试着跟孩子讨论有关情感和婚姻的问题，沟通亲子间的婚姻观和家庭观，向孩子客观讲述父母间的婚姻出了什么问题，在保证对孩子影响最小的情况下，和孩子聊一下夫妻关系是否应该存续的问题。作为家庭的一分子，孩子有权利表达自己的看法。同时，父母一定要表明这是夫妻感情的问题，一切和孩子无关，父母还是爱孩子的。

征求孩子的意见

　　可以召开家庭会议，全家人一起讨论父母婚姻的问题，让孩子提出他的看法和想法，父母一定要尊重孩子的想法，同时引导孩子换位思考，理解父母的苦衷。有些孩子由于家庭关系破裂会产生对婚姻或亲密关系的恐惧，父母也要注意这一点，及时疏导孩子的负面情绪，在日常生活中也要为孩子提供更多的安全感，使其保持对生活的秩序感。

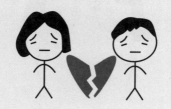

Q50

我的孩子攀比心重，得不到满足就情绪异常，我该怎么办？

　　攀比心理是指孩子将自己与别人比较，希望超越别人的一种心理状态。合理的比较是有积极作用的，能够促进孩子积极的竞争欲望，提升克服困难的动力，这是正性攀比。如果孩子过分夸大自身被尊重的需要，虚荣动机过强，就会导致压力过大，产生极端的自我肯定或否定，这是负性攀比。

孩子由于攀比心导致情绪异常，显然是负性攀比的问题，这种问题的原因主要有如下几种：

（1）父母的溺爱、迁就、娇生惯养，在这样的养育方式下长大的孩子容易过度自恋，不愿承认自己的缺陷；

（2）家长的攀比心理影响，家长习惯于品评、跟他人比较，会让孩子也习得这种言行模式；

（3）孩子自身的性格因素，敏感、自卑、自恋等。

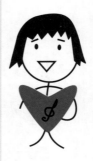

合理归因

家长要避免指责孩子，尽量站在孩子的角度，理解孩子的内心诉求，因为这个问题不是当下才产生的，背后一定有原因。找准孩子的内心诉求后，家长应从他的立场出发，理解他的行为，等他情绪平复，再和他讨论其诉求的不合理之处，引导他提出合理诉求。

家长反省养育方式

家长要从自身做起，在自己身上杜绝盲目攀比心理，避免过度强调物质。在平时的生活中，也要避免过度地溺爱孩子，不能对孩子百依百顺，娇生惯养。

把孩子的负性攀比引导为正性攀比

找个合适的时机，引导孩子树立正确的人生观和价值观，把孩子的负性攀比引导为正性攀比，比如可以和别人比品行、技能和意志等，多向孩子强调努力的过程而非结果。对孩子的正性攀比及时鼓励，进行正强化。同时引导孩子多一些纵向比较，少一些横向比较，即多和过去的自己比，尽量少和别人比。

提升孩子的独立能力

负性攀比多和不自信有关，家长可以找机会锻炼孩子，提升孩子的独立能力，并多鼓励和肯定孩子，培养孩子广泛的兴趣爱好，不断提升孩子的自信心。

引导孩子树立人生理想

家长可以帮助孩子寻找自己的天赋或爱好，树立相应的人生理想，并朝着理想的目标持续努力。一个人一旦有了理想，就会明白自己活着的意义，从而专注于自己的内心，不为外界、他人所干扰。

图书在版编目（CIP）数据

心理健康 50 问 / 邱昌建，郑耀宗，张林著 . -- 成都：
成都时代出版社，2023.9
（萤火虫心理健康科普丛书）
ISBN 978-7-5464-3247-2

Ⅰ . ①心… Ⅱ . ①邱… ②郑… ③张… Ⅲ . ①心理
健康—问题解答 Ⅳ . ① R395.6-44

中国国家版本馆 CIP 数据核字（2023）第 086721 号

心理健康 50 问
XINLI JIANKANG 50 WEN

邱昌建　郑耀宗　张林　著

出 品 人	达　海	
总 策 划	邱昌建　李若锋	
责任编辑	张　旭	
责任校对	程艳艳	
装帧设计	成都九天众和	
责任印制	黄　鑫　陈淑雨	

出版发行	成都时代出版社
电　　话	（028）86742352（编辑部）
	（028）86763285（市场营销部）
印　　刷	成都市兴雅致印务有限责任公司
规　　格	145mm×210mm
印　　张	6.625
字　　数	155 千
版　　次	2023 年 9 月第 1 版
印　　次	2023 年 9 月第 1 次印刷
书　　号	ISBN 978-7-5464-3247-2
定　　价	52.00 元